唾液与口腔健康

Saliva and Oral Health

第 4 版

原　著　Michael Edgar

　　　　Colin Dawes

　　　　Denis O'Mullane

主　译　俞光岩

副主译　王晓燕　张　艳

北京大学医学出版社

TUOYE YU KOUQIANGJIANKANG

图书在版编目（CIP）数据

唾液与口腔健康：第 4 版 /（英）迈克尔·埃德加
（Micheal Edgar），（加）科林·道斯（Colin Dawes），
（爱尔兰）丹尼斯·奥马伦（Denis O'Mullane）原著；
俞光岩主译 . —北京：北京大学医学出版社，2017. 9
书名原文：Saliva and oral health，Fourth edition
ISBN 978-7-5659-1599-4

Ⅰ . ①唾… Ⅱ . ①迈… ②科… ③丹… ④俞…
Ⅲ . ①人体 – 唾液腺 – 研究 Ⅳ . ① R333.1

中国版本图书馆 CIP 数据核字（2017）第 091909 号

北京市版权局著作权合同登记号：图字：01-2014-3443

Saliva and oral health, fourth edition
Edited by Michael Edgar, Colin Dawes & Denis O'Mullane
ISBN 978-0-9565668-3-6
© Stephen Hancocks Limited 2012.
Simplified Chinese translation copyright © 2017 by Peking University Medical Press.
All rights reserved.

唾液与口腔健康（第 4 版）

主　　译：俞光岩
出版发行：北京大学医学出版社
地　　址：（100191）北京市海淀区学院路 38 号　北京大学医学部院内
电　　话：发行部 010-82802230；图书邮购 010-82802495
网　　址：http://www.pumpress.com.cn
E-mail：booksale@bjmu.edu.cn
印　　刷：北京强华印刷厂
经　　销：新华书店
责任编辑：许 立 王孟通　　责任校对：金彤文　　责任印制：李 啸
开　　本：880mm×1230mm　1/32　印张：5.875　字数：168 千字
版　　次：2017 年 9 月第 1 版　2017 年 9 月第 1 次印刷
书　　号：ISBN 978-7-5659-1599-4
定　　价：55.00 元
版权所有，违者必究
（凡属质量问题请与本社发行部联系退换）

译者名单

主　译　俞光岩

副主译　王晓燕　张　艳

译　者　（按姓名汉语拼音排序）

丛　馨（北京大学医学部）

洪　霞（北京大学深圳医院）

苏家增（北京大学口腔医院）

王晓燕（北京大学口腔医院）

俞光岩（北京大学口腔医院）

张　艳（北京大学医学部）

译者前言

　　唾液是人体三大体液（血液、尿液、唾液）之一，对维持吞咽、消化、味觉、语言、口腔黏膜保护以及龋齿预防等口腔器官的功能发挥非常重要的作用。唾液腺分泌功能障碍不仅因头颈部放射治疗、唾液腺肿瘤或炎症等局部病变所致，也常见于干燥综合征（舍格伦综合征）等系统性疾病。唾液还可以作为生物样本用于肿瘤等疾病的诊断以及药物和激素水平的检测。因此，唾液与口腔乃至全身健康密切相关。

　　随着知识的积累以及科学技术的发展，唾液与口腔健康的问题越来越受到人们的关注，研究也越来越深入。英国利物浦大学 Edgar 教授、加拿大曼尼托巴大学 Dawes 教授以及爱尔兰科克威尔顿大学牙医学院 O'Mullane 教授主编的《唾液与口腔健康》，从基础到临床，系统地叙述了唾液腺的解剖生理、唾液分泌的机制、影响唾液流率及成分的因素、口干燥症与唾液腺功能低下的病因、诊断及处理，唾液清除及其对口腔健康的作用、唾液与菌斑 pH 值的控制、唾液的保护功能以及唾液对龋病、酸蚀症和牙石形成中矿化平衡的作用，是迄今为止所见到的国际上最为系统全面的唾液研究的专著。这本专著一出版就受到读者的普遍欢迎，现在已经是第 4 版。

　　为了推动我国唾液研究的深入开展，也为了让更多的同行了解唾液与口腔健康的相关知识和技术，丰富教学资料，北京大学口腔医学院唾液研究中心组织专家和博士将其翻译成中文，可作为研究人员和口腔医学工作者的参考书、口腔医学生的补充教材。

本书出版得到箭牌糖类（中国）有限公司以及北京大学医学出版社的大力支持，深表谢意！

翻译中有不当之处，敬请读者指正。

俞光岩

北京大学口腔医学院唾液研究中心主任

2016.10

原著前言

《唾液与口腔健康》第 4 版的出版似乎有点滞后了，因为第 3 版是在 2004 年出版的，期间唾液的研究取得了很大进展。

在第 4 版中，保留了前一版中 8 位章节作者中的 6 位。Jonathon Ship 教授的故去让我们不得不换人，我们很高兴的是 Mahvash Navazesh 教授应允撰写口干燥症这一章。Jorma Tenovuo 教授提出，因为即将退休，希望有人替代他。我们很荣幸地请到 Eva Helmerhorst 博士，由他来撰写唾液蛋白质这一章，他在这一领域做出了重要贡献。

虽然本书 8 个章节的内容都围绕唾液对口腔健康的作用，我们还是请了来自赞助本书出版的箭牌公司的 Michael Dodds 博士和 Taichi Inui 博士撰写了关于唾液的其他功能，特别是唾液与食品工业相关性的评述，内容包括唾液对于口感、食物和饮料的味觉感知的作用，以及唾液成分分析用于系统性疾病和口腔疾病诊断的可能性。

如同前一版一样，本书阅读对象不仅限于在读的口腔医学生、研究生，也适用于已经工作的口腔医师以及与口腔疾病相关的其他健康行业工作人员。

我们感谢所有为新一版《唾液与口腔健康》做出贡献的合作者，包括新的出版商。我们由衷地感谢箭牌公司，感谢 M.W.J. Dodds 博士为本书的出版提供资助。

Michael Edgar

Colin Dawes

Denis O'Mullane

（俞光岩　译）

唾液：其功能不仅仅是口腔健康
——赞助者的评述

我们很高兴一直有机会支持《唾液与口腔健康》一书的出版，该书于1990年首次出版，至今已是第4版。在此期间，我们看到新的科研成果不断涌现，如对唾液分泌的生理机制有了基本了解，对唾液的有机成分对口腔的保护作用有了更深入的认识。特别令人鼓舞的是，本书不仅成为唾液生理、生化领域的研究人员的参考，同时也是牙科学生、牙科医生以及其他对口腔健康感兴趣的专业人士的重要资料。我们希望能持续地保持这种可喜的势头。唾液作为体液之一，对维持口腔和全身健康发挥重要作用，这在同行中已达成共识，本书各个章节的作者对此进行了系统的叙述。本书的作者都是在其各自领域深受尊重、著作颇丰的专家。但是，唾液除了在维护口腔和全身健康方面具有重要功能以外，还对维护口腔的舒适度、口腔的正常感觉以及食物在口腔内的加工过程发挥重要作用，后者也是人体健康的重要组成部分。作为对唾液的功能很感兴趣的科学家，同时也从食品工业发展前景的角度考虑，我们想谈谈唾液在对牙齿、口腔及其相关组织以外的，即本书主要章节中没有被涵盖的重要作用。

唾液是一种易于获取的介质，收集时不需要注射器，也不需要无菌条件或其他特殊器械。如需要检测唾液中的激素，如考的松、睾丸酮的水平，毒品及其他物质，可用已有市售的试剂盒。最近，人们对于将唾液作为疾病诊断介质的兴趣日益浓厚，不仅包括口腔疾病，如龋齿、牙周病、口腔癌等，也包括其他系统性疾病，如乳腺癌和胰腺癌[1]。将来还有可能将具有器官特异性的某些唾液有机成分作为身体其他部位疾病风险评估的指标，例如唾液黏蛋白 MUC5B、MUC7 升高与胃部疾病以及幽门螺杆菌感染密切相关 [2]，后者被认为是胃溃疡的主要病因之一。最近，有学者通过检测唾液中的外泌体来研究体液介导的细胞之间的交互影响 [3]。许多心理学及运动医学的研究将唾液中的考的松或 α- 淀粉酶水平作为评估心理或生理压力的指标，因为交感神经兴奋可以刺激唾液腺的腺泡细胞分泌大分子物质，如 α- 淀粉酶 [4,5]。但是该类研究目前受到了一些质疑，既来自于实验方法上存在的一些问题，如唾液流率对照的缺乏，也源于生理的复杂性，如溶菌酶的分泌部分受到副交感神经刺激的调控（第 2 章有具体阐述），还包括唾液中的考的松浓度并不完全代表血清的考的松水平 [6,7]。因此，充分了解唾液的成分组成、唾液分泌的生理学、功能刺激对唾液成分的影响等都是客观检测唾液中各类组分时需要全面考虑的问题。

牙齿的外源性着色虽然并不关乎身体健康，但是对于专业人士乃至普通消费者来说，针对着色的处理和预防有极大的市场，如牙膏、漂白处理等。牙齿着色的机制也与唾液成分相关，特别是某些唾液蛋白质如富脯蛋白 (proline-rich proteins，PRPs) 可与唾液中的多酚结合，而不与低分子量唾液蛋白质如富组蛋白结合 [8]。

服用含有多酚和富含鞣酸的食品以后会产生涩味，这是因为这类成分与唾液中富脯蛋白以及另一种蛋白质 Statherin 相结合并沉淀，从而产生这种涩味 [9,10]。虽然对于食品及饮料而言，这种涩味通常是一种负面的口感，但适度的涩味可能成为消费者的一种喜爱或享受，如同人们喜欢喝酒和红茶一样。唾液中的富脯蛋白与食物中的鞣酸结合后可形成一种保护机制从而减少鞣酸对身体的不良影响。大鼠或小鼠在喂食高鞣酸的食物以后，腮腺的体积及唾液中的富脯蛋白含量增加，但体重维持在正常水平。与之不同的是，仓鼠在喂食同样的食物以后，并未产生类似的富脯蛋白上调或者出现正常体重维持。这提示，至少在啮齿类动物里，富脯蛋白具有不容置疑的保护作用，可抵抗过量摄入类似鞣酸的有损健康的物质。有学者提出，从进化论观点来看，人体唾液中持续存在高水平的富脯蛋白及其他鞣酸结合蛋白，是人类早期进化发展的一种遗留物，因为原始人类是依赖水果、蔬菜及坚果等富含鞣酸的食物而生存的[9]，但对这一观点尚存异议。

唾液成分对于口感的作用似乎是长期以来研究不足的课题，这既涉及健康，通过唾液薄膜使口腔组织保持湿润和润滑，也涉及其他口腔功能的维护，如唾液通过影响食物颗粒的大小以及食物球的润滑度使食物便于吞咽。唾液黏蛋白和其他糖蛋白帮助食物形成具有润滑性的食球，平滑地向下转移到食管[10]。食球的内聚力比它的水分含量对其吞咽的难易发挥更重要的作用，这也提示唾液中有机成分的相对重要性[11]。唾液中的各种糖蛋白和黏蛋白在口腔组织表面形成高度水合的薄膜以提供口腔的润滑性，并且通过促进食球形成而方便吞咽，还可以防止黏膜组织的干燥——这些都是被普遍认同的唾液功能。但是，唾液中的大分子物质如何发生细微或多态性的改变，从而影响味觉，尚不很清楚。在不同的刺激状态下，唾液的流变学或黏弹性会发生微妙的改变。人工唾液之所以不能使口干患者很好的耐受，是因为人工唾液无法模拟天然唾液独特且复杂的流变学特性[12]。从事食品工业的科学家也对唾液如何影响口腔组织的感知能力、食物在口内的加工以及食物及饮料的口感问题产生了更加浓厚的兴趣。例如，据报道唾液蛋白质浓度与半固体食品的口感密切相关[13]。除此非特异性作用以外，高分子量的黏蛋白、MUC5B、α-淀粉酶可以特异性地吸附到由溶菌酶稳定的食物乳胶中，产生一种干涩的感觉。相反，由β-乳球蛋白稳定的食物乳胶会吸引低分子量的黏蛋白、MUC7，但不吸引α-淀粉酶，从而产生奶油般的腻滑口感[14]。这一见解似乎可以解释唾液成分怎样帮助人们感知食物可口腻滑，亦或是干涩的口感，而其中机制可能与电荷差有关。目前我们针对唾液以及口腔的感知已经开展了大量的研究。其他例如入口即化或者黏稠的口感及食物质地如何与唾液的物理特性及化学特性相关联尚需进一步的研究来阐明。

唾液是一种溶解食物味觉分子前将其带入味蕾的介质，但其作用远远不止一个简单的水性溶液。唾液的成分可以影响进食者对味觉剂的感知。电泳或质谱分析结果显示，在不同的味觉剂（辛辣、麻、酸）刺激后，唾液中的蛋白质组分是不一样的 [15]。不同的味觉剂通过影响唾液中的蛋白质成分，从而导致人们对苦味或涩味的感知 [16,17]。唾液碳酸酐酶Ⅵ，以前称之为 gustin，是一种锌结合酶，与对苦味刺激的敏感性相关，并与体重指数有关 [18]。

除了众所周知的唾液 α- 淀粉酶可激发淀粉的消化过程以外，唾液中的其他成分也有助于稳定、保护、转送重要的营养物质，以利于胃肠吸收。例如 haptocorrin，这种糖化的唾液蛋白质在口腔中与维生素 B$_{12}$ 相结合以免其在胃部被消化，而后在十二指肠中 haptocorrin 与维生素 B$_{12}$ 分离并由内因子 (intrinsic factor) 取代，从而促进维生素 B$_{12}$ 与内因子的复合体在近心段回肠中的吸收 [19]。

结语

如全书所述，唾液对维持口腔健康平衡协调的状态发挥着至关重要的作用。单从牙科角度，唾液维护着牙齿和黏膜表面的完整性。口腔是消化道的入口，因此唾液既是可以轻易采集的标本，也同时对全身健康产生着重要影响。随着蛋白质组学以及其他的组学技术等新的分析技术的发展，可利用的生物学资料大大增加。通过系统生物学的方法，重点研究各种体液成分之间的交互作用，不断探索唾液对全身健康产生的重要贡献，为阐明这种体液对维护人类健康的重要性开辟了新的领域。

Michael Dodds，Taichi lnur

（俞光岩 译）

参考文献

1. Sugimoto M，Wong DT，Hirayama A，Soga T，Tomita M. Capillary electrophoresis mass spectrometry-based saliva metabolomics identified oral，breast and pancreatic cancer-specific profiles. Metabolomics，2010; 6:78-95.

2. Silva DG，Stevens RH，Macedo JM，Hirata R，Pinto AC，Alves LM，Veerman EC，Tinoco EM. Higher level of salivary MUC5B and MUC7 in individuals with gastric diseases who harbor Helicobacter pylori. Arch Oral Biol，2009; 54:86-90.

3. Palansamy V，Sharma S，Deshpande A，Zhou H，Gimzewski J，Wong DT. Nanostructural and transcriptomic analyses of human saliva derived exosomes. PLoS One，2010; 5:e8577.

4. Pohleder N，Nater UM. Determinants of salivary alpha-amylase in humans and methodological considerations. Psychoneuroendocrinology，2009;34:469-485.

5. De Oliveriral VN，Lamounier RP，de Santana MG，de Mello MT，Espindola FS. Changes in the salivary biomarkers induced by an effort test. Int J Sports Med，2010; 31:377-381.

6. Bosch JA，Veerman EC，de Geus EJ，Proctor GB. a -amylase as a reliable and convenient measure of sympathetic acyivity: don't start salivating just yet! Psychoneuroendocrinology，2011; 36:449-453.

7. Hellhammer DH，Wüst S，Kudielka BA. Salivary cortisol as a biomarker in stress research. Psychoneuroendocrinology，2009; 34: 163-171.

8. Proctor GB，Pramanik R，Carpenter GH，Rees GD. Salivary proteins interact with dietary constituents to modulate tooth staining. J Dent Res，2005; 84:73-78.

9. Bennick A. Interaction of plant polyphenols with salivary proteins. Crit Rev Oral Biol Med, 2002; 13:184-196.

10. Soares S, Vitorino R, Osorio H, Fermandes A, Venancio A, Mateus N, Amado F, de Freitas V. Reactivity of human salivary proteins families toward food polyphenols. J Agric Food Chem, 2011; 59:5535-5547.

11. De Loubens C, Magnin A, Doyennette M, Tréléa IC, Souchon I. A biomechanical model of swallowing for understanding the influence of saliva and food bolus viscosity on flavor release. J Theoret Biol, 2011; 280:180-188.

12. Stokes JR, Davies GA, Viscoelasticity of human whole saliva collected after acid and mechanical stimulation. Biorheology, 2007; 44:141-160.

13. Engelen L, van den Keybus PA, de Wijk RA, Veerman EC, Amerongen A, Bosman F, Prinz JF, van der Bilt A. The effect of saliva composition on texture perception of semi-solids. Arch Oral Biol, 2007; 52:518-525.

14. Silletti E, Vitorino RM, Schipper R, amado FM, Vingerhoeds MH. Identification of salivary proteins of oil-water interfaces stabilized by lysozyme and beta-lactoglobulin. Arch Oral Biol, 2010; 55: 268-278.

15. Lorenz K, Bader M, Klaus A, Weiss W, Gorg A, Hofmann T. Orosensory stimulation effects on human saliva protecome. Arg Food Chem, 2011; 59:10219-10231.

16. Dinnella C, Recchia A, Vincernzi S, Tuorila H, Monteleone E. Temporary modification of salivary protein profile and individual responses to repeated phenolic astringent stimuli. Chem Senses, 2010;35:75-85.

17. Quintana M, Palicki O, Lucchi G, Ducoroy P, Chambon C, Salles C, Morzei M. Short-term modification of human salivary proteome induced by two bitter tastants, urea and quinine. Chem Percept, 2009; 2:133-142.

18. Padiglia A, Zonza A, Ataori E, Chillotti C, Calo C, Tepper BJ,

Barbarossa IT. Sensitivity to 6-n-propylthiouracil is associated with gustin (carbonic anhydrase VI) gene polymorphism, salivary zinc, and body mass index in humans. Am J Clin Nutr, 2010; 92:539-545.

19. Wuerges J, Garau G, Geemia S, Fedosov SN, Petersen TE. Randaccio L. Structural basis for mammalian vitamin B12 transcobalamin. Proc Natl Acad Sci, 2006; 103:4386-4391.

目　录

唾液腺的解剖和生理

Helen Whelton

唾液（saliva），由腮腺（parotid）、下颌下腺（submandibular gland）、舌下腺（sublingual gland）三大唾液腺以及位于口腔黏膜下层的多个小唾液腺的分泌液和龈沟液组成，具有持续润滑牙齿和口腔黏膜的功能。

唾液对于维持口腔内牙齿和软组织健康起着至关重要的作用。唾液分泌量的大量减少不仅会导致口腔健康的严重恶化，还会导致患者生活质量的降低。口腔干燥的患者，往往出现饮食吞咽困难、失语、牙齿畸形、黏膜创伤、口腔溃疡、味觉异常、口腔卫生不良、黏膜灼烧感、口腔念珠菌感染和快速进行性的龋齿。在人均寿命较长的发达国家，口干燥症（xerostomia）的发病率持续上升。目前，多重用药（polypharmacy）在老年人中非常普遍，而多种常用的处方药均能引起唾液分泌量的减少。干燥综合征（舍格伦综合征 Sjögren's symdrome）的主要症状是口腔干燥，而干燥综合征目前并不罕见。除唾液腺一些特殊疾病外，放射治疗会引起各个年龄段的头颈部肿瘤患者唾液分泌下降。口腔干燥症患者在人群中的比例呈明显上升趋势，了解唾液以及其在口腔健康中所起的作用能够帮助医务人员提高意识来防范由唾液分泌减少或者质量下降产生的一系列问题，同时也有利于疾病的预防、早期诊断和治疗。

目前，关于唾液是否可用为诊断液已进行了大量研究。唾液作为诊断液的优点在于唾液可通过非侵入的方式收集和分析。唾液经常被用来反映人体的龋蚀易感性，或反映口腔的生理和病理变化。此外，唾液也可被用于监测激素、药物、抗体、微生物和离子水平的变化。

本章将综述唾液的功能、唾液腺的解剖和组织学、唾液形成的生理学、唾液的组成及使用唾液作为诊断液，以及对患龋的风险评估。本章中讲述的大部分内容将在后面章节一一详述。

唾液的功能

口腔液体的复杂性很大程度上源于它功能的多样性。唾液的功能主要是起保护性作用，然而，它还有其他功能。表 1.1 对唾液功能进行了简要概述，在后面的章节中会有详细的说明。

表 1.1　唾液的功能

唾液的功能	描述
润滑	覆盖牙齿和口腔软组织，有助于防止机械、热、化学刺激和牙齿磨损；辅助空气流通、发音和吞咽功能
离子库	唾液的矿物质含量相对于牙齿呈过饱和状态，有利于牙齿的再矿化；唾液中的唾液蛋白质和酸性富脯蛋白能抑制磷酸钙盐的自发沉淀（第 8 章）
缓冲	抵消进食后牙菌斑的 pH 值变化，减轻牙齿的脱矿（第 6 章）
清洁	清洁食物残渣，辅助吞咽（第 5 章）
抗菌	特异性（如 sIgA）和非特异性（如溶菌酶、乳铁蛋白、髓过氧化物酶）抗菌机制有助于控制口腔微生物体系（第 7 章）
凝集	唾液中的凝集素能够聚集细菌，加速细菌的清除（第 7 章），例如黏蛋白和腮腺唾液糖蛋白
形成薄膜	唾液和其他蛋白质形成保护性薄膜屏障（0.5μm）
消化	- 淀粉酶是唾液中含量最丰富的酶；它将食物中的淀粉类物质水解成麦芽糖、麦芽三糖、糊精（第 7 章）
味觉	唾液作为溶剂，使食物中的可溶性成分与味蕾相互作用，引起味觉（第 3 章）

续表

排泄	严格地讲，口腔属于躯干外，分泌到唾液中的物质可被排泄掉。但这是一条低效的排泄途径，因唾液中的物质在下游的消化道内可能会被重吸收
水平衡	脱水情况下，唾液分泌量下降、口腔干燥、血浆渗透压感受器兴奋，机体通过下丘脑调节引起尿量减少、饮水增加（第 4 章）

蔗糖（sucrose）摄入引起牙菌斑 pH 值变化和唾液的缓冲能力

1944 年，科学家在一系列实验中使用锑探针首次描述了蔗糖摄入引起了牙菌斑 pH 值变化，该曲线后被简称为斯蒂芬曲线（Stephan curve）（图 1.1）。

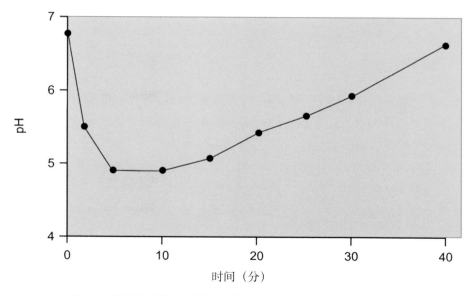

图 1.1　斯蒂芬曲线显示摄入蔗糖后一段时间牙菌斑 pH 值的变化

如图 1.1 所示，静息状态下，牙菌斑 pH 值接近 6.7。使用蔗糖溶液漱口后，牙菌斑 pH 值在几分钟内降低到 5.0 以下。当牙菌斑 pH 值在临界点 5.5 以下时，可发生牙釉质的脱矿。给予蔗糖刺激后，牙菌斑 pH 值持续低于该临界点 15 ~ 20min，40min 后，牙菌斑 pH 值恢复到正常水平。当 pH 值恢复到临界点以上，因唾液含过饱和羟基磷灰石（hydroxyapatite）和氟磷灰石（fluorapatite），能够有效形成牙釉质的再矿化。斯蒂芬曲线具有个体差异性，而牙菌斑 pH 值的恢复效率由唾液的缓冲能力、尿素含量、唾液分泌量和唾液膜形成的速率决定（详见第 5 章和第 6 章）。H_2CO_3/HCO_3^- 是刺激性唾液中最主要的缓冲对。唾液的缓冲能力，即 HCO_3^- 浓度，随着唾液流率的加快而升高。

$$H^+ + HCO_3^- \longleftrightarrow H_2CO_3 \longleftrightarrow H_2O + CO_2$$

H^+ 和 HCO_3^- 反应生成 H_2CO_3，H_2CO_3 又分解成 H_2O 和 CO_2。CO_2 随呼吸作用排出体外。

解剖学和组织学

不同腺体的组织学各不相同，因而分泌的唾液各异。腮腺分泌的唾液总是呈浆液性或水性；下颌下腺、舌下腺和小黏液腺分泌的唾液，因其含有较多的糖蛋白而呈黏液性。

所有唾液腺发育的过程基本类似，原始口腔上皮细胞向间充质增殖，随后出现大量的树枝状分支，最终形成腺体的不同功能结构。周围的间充质形成腺体的结缔组织，如包膜和纤维将腺体分隔包绕，形成腺小叶。该发育过程发生在胚胎阶段的第 4 ~ 12 周，腮腺发育最早，舌下腺和小唾液腺发育最晚。小唾液腺无被膜包绕，但有结缔组织围绕。图 1.2 所示为腮腺、下颌下腺、舌下腺的解剖关系。

腮腺是体积最大的唾液腺。腮腺呈楔形有筋膜包绕，楔形的底部位置

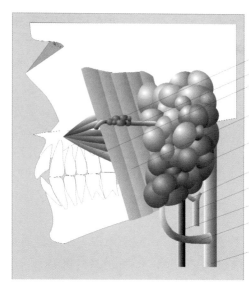

副腮腺
腮腺导管
颊肌

咬肌

腮腺

下颌后静脉（后支）
颈外静脉
颈外动脉
下颌后静脉（前支）

颈内静脉

图 1.2a　腮腺的解剖结构

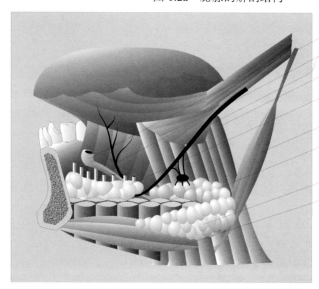

下颌下腺导管
舌神经
舌骨舌肌
舌下腺导管
茎突舌骨肌
深部下颌下腺
表浅下颌下腺
下颌舌骨肌

图 1.2b　舌下腺和下颌下腺的解剖结构

表浅，位于耳前和下颌骨升支后方。楔形的顶点位置最深。腮腺和面神经（第七对脑神经）周围支关系密切。这种关系在医生给儿童进行下牙槽神经阻滞麻醉时应予特别的注意，由于麻醉位置过高，导致麻醉药物易进入腮腺组织内，随后出现面神经被阻滞，即出现暂时性的眼睑下垂。

腮腺导管壁较厚，由引流腮腺分泌液的管腔结构逐级汇合而成。自腺体前缘发出，贴咬肌的表面前行至咬肌前缘，开口于正对上颌第二磨牙的颊侧黏膜上。咬肌收缩时可触及。腮腺分泌液呈浆液性。

下颌下腺的大小因人而异，体积约为腮腺的一半。它的浅部位于下颌骨体和下颌舌骨肌（形成口底池）之间，边缘附着在下颌舌骨肌的后缘；下颌下腺的深部较小，位于口底的下颌舌骨肌上缘。下颌下腺导管管壁较薄，走行在舌边缘和下颌舌骨肌边缘所形成的夹角内，开口于舌底前部、舌系带外侧的乳头处。下颌下腺分泌液呈浆液 - 黏液混合性。

舌下腺是这三大唾液腺中体积最小的一对，大概只有下颌下腺体积的1/5，位于口底黏膜舌下襞的下面。它有许多的小导管（8 ~ 20 个），有的直接开口于口腔的舌下襞，有的与下颌下腺导管相通。舌下腺分泌液主要呈黏液性。

小唾液腺遍布整个口腔，主要包括颊腺、唇腺、腭腺、腭舌腺、舌腺等。颊腺和唇腺分泌液呈浆液 - 黏液混合性；腭腺和腭舌腺分泌液呈黏液性；除位于轮廓乳头区（位于舌后方突出的圆盘形乳头）的 Von Ebner 腺呈浆液性之外，舌腺其他部位的分泌液呈黏液性。

唾液腺的结构

唾液腺组织的功能部分由分泌远端（腺泡）和分支导管系统组成（图1.3）。在浆液性腺（如腮腺）中，位于分泌远端的细胞大致排列成球形。在黏液性腺中，腺泡细胞往往排列成管状结构，中间有较大的空腔。在这两种类型腺体的腺泡结构中都有管腔，该管腔就是导管系统的起始段。唾

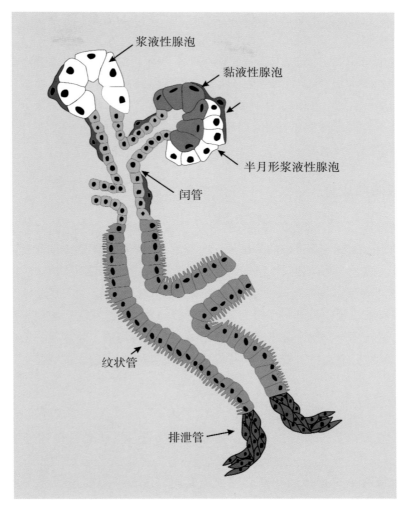

图 1.3 唾液腺组织

液腺导管系统由 3 种类型的管腔结构组成。分泌液首先流经闰管，闰管由单层立方状细胞围成，管腔狭窄。随后，液体进入纹状管（striated duct），纹状管由含许多线粒体的柱状上皮细胞围成。最终，唾液通过排泄管分泌到口腔内。构成排泄管的细胞为立方形细胞，到近口腔黏膜时转变为复层鳞状上皮细胞。

腺泡可由黏液细胞、浆液细胞或两者共同组成。唾液腺也可由多种不同类型的腺泡混合组成。在混合性腺泡中，黏液性细胞被浆液性细胞以半月形覆盖。此外，腺泡周围还有肌上皮细胞，它们的功能是加速分泌液进入导管系统。唾液腺结缔组织不仅对腺体构成结构上的支持，而且内有支配腺体的神经及血管。

唾液的成分

唾液产生于唾液腺的腺泡结构中，浆液性细胞产生水样的分泌液，黏液性细胞产生富含黏蛋白的分泌液。血液流经唾液腺组织的毛细血管，其中的水分、离子等物质通过毛细血管间隙进入间质内，形成间质液。后由腺泡结构对间质液进行修饰，生成唾液。唾液被分泌到管腔中，流经导管系统时，在导管系统中被进一步修饰，大部分修饰发生在纹状管。唾液流经纹状管时，进行离子交换，分泌液由等渗溶液变为低渗溶液。唾液在分泌到口腔之前，其成分会在排泄管内进一步修饰（唾液的分泌机制详见第 2 章）。

神经分布

唾液分泌是一种神经反射，唾液的分泌量与性状受自主神经系统的调节。

唾液腺受交感神经和副交感神经共同支配。该反射包括传入神经受体、传入神经传递刺激、神经中枢（上泌涎核和下泌涎核）以及传出神经。传出神经包括交感神经和副交感神经，二者分别支配腺体。

味觉和咀嚼运动是主要的刺激源（非条件反射），而其他刺激如食物想象、嗅觉等也起到了重要作用（条件反射）。由舌和口腔内的其他部位感受到的味觉刺激和机械运动刺激可兴奋副交感神经。冲动信号沿着反射性唾液分泌传入神经传导，这些传入神经包括舌咽神经、面神经、迷走神经（味觉）、三叉神经（咀嚼运动）。这些冲动信号最终被传导至位于脑桥和延髓交界处附近的上涎核和下涎核。从上涎核和下涎核发出的冲动可被高级中枢调节，即由中枢神经系统发出兴奋性或抑制性冲动信号调节。例如，味觉和嗅觉中枢位于大脑皮质，调节饮食、饮水和体温的中枢位于下丘脑外侧区。当机体处于紧张状态时有时会出现口干的现象，这正是高级中枢对上涎核和下涎核发出抑制性信号所造成的结果。节前的舌咽神经下行至耳神经节，形成突触后，由副交感神经节后纤维将冲动传至腮腺；节前纤维面神经在颌下神经节形成突触后，节后纤维将冲动传至下颌下腺和舌下腺。副交感神经兴奋后也可以调节唾液腺组织的血流量，增加唾液腺组织的血液供应。

在胃部和小肠上部的刺激也能引起唾液分泌。例如，呕吐或吞咽刺激性食物时，反射性引起唾液分泌，分泌的唾液可稀释或中和刺激性物质。

交感神经兴奋也可适度引起唾液分泌增加，但比副交感神经兴奋所引起的唾液分泌效应弱些。交感神经更倾向于通过调节某些腺泡细胞增加胞吐作用和电解质的重吸收作用从而影响唾液成分的改变。相关的交感神经起源于脊髓，在颈上神经节形成突触后，和血管相伴行进入唾液腺。

雄激素、雌激素、糖皮质激素等激素类物质和肽类物质也可影响唾液组成成分的变化。

血液供应

唾液腺的血液供应情况也会影响其分泌功能。当腺体快速分泌唾液时，常常需要大量的血液供应。纹状管周围包绕着较多的毛细血管，利于离子交换；而腺泡周围的毛细血管数量次之。唾液分泌的过程可间接扩张血管，以此来满足更多的营养需求。唾液的分泌往往伴随着腺体血液供应的大量增加。

腮腺的血液供应主要来自颞浅动脉和颈外动脉，腮腺的众多小静脉最终汇入下颌后静脉和颈外静脉。腮腺的淋巴液经腮腺浅、深淋巴结引流入颈深淋巴结。下颌下腺的血液供应主要来自面动脉的分支和舌动脉的小部分分支；下颌下腺的静脉回流常通过面静脉和舌静脉；下颌下腺的淋巴液通过下颌下淋巴结流入颈深淋巴结，最终和颈静脉相连。舌下腺的血液供应主要来自舌动脉的舌下支和面动脉的颌下支；舌下腺的静脉回流主要通过面静脉的颌下支；舌下腺的淋巴液汇入下颌下淋巴结。

生理学

成分

唾液成分的改变可受许多因素的影响，其中腺体类型是一个重要的因素。表 1.2 所示为在静息状态和咀嚼刺激状态下唾液的成分表。

表 1.2　静息状态下和咀嚼刺激状态下的全唾液成分（空白处表示没有参考数据）		
	静息状态	**刺激状态**
水 固体	99.55% 0.45%	99.53%[1] 0.47%[1]
	平均值 ± 标准差	平均值 ± 标准差
流率	0.32 ± 0.23[2]	2.08 ± 0.84[3]
pH 值	7.04 ± 0.28	7.61 ± 0.17[4]
无机成分		
钠离子（mmol/L）	5.76 ± 3.43	20.67 ± 11.74[4]
钾离子（mmol/L）	19.47 ± 2.18	13.62 ± 2.70[4]
钙离子（mmol/L）	1.32 ± 0.24	1.47 ± 0.35[4]
镁离子（mmol/L）	0.20 ± 0.08	0.15 ± 0.05[5]
氯离子（mmol/L）	16.40 ± 2.08	18.09 ± 7.38[4]

续表

碳酸氢根（mmol/L）	5.47±2.46	16.03±5.06[4]
磷酸根（mmol/L）	5.69±1.91	2.70±0.55[4]
硫氰酸根（mmol/L）	0.70±0.42	0.34±0.20[6]
碘离子（μmol/L）		13.8±8.5[7]
氟离子（μmol/L）	1.37±0.76[8]	1.16±0.64[9]
有机成分		
总蛋白（mg/L）	1630±720	1350±290[10]
分泌型 IgA（mg/L）	76.1±40.2	37.8±22.5[6]
MUC5B（mg/L）	830±480	460±200[10]
MUC7（mg/L）	440±520	320±330[10]
淀粉酶（U=mg 麦芽糖 /mL/min）	317±290	453±390[11]
溶菌酶（mg/L）	28.9±12.6	23.2±10.7[6]
乳铁蛋白（mg/L）	8.4±10.3	5.5±4.7[6]
唾液蛋白（μmol/L）	4.93±0.61[12]	
白蛋白（mg/L）	51.2±49.0	60.9±53.0[11]
葡萄糖（μmol/L）	79.4±33.3	32.4±27.1[13]
乳酸（mmol/L）	0.20±0.24	0.22±0.17[4]
总脂质（mg/L）	12.1±6.3[14]	13.6[15]
氨基酸（μmol/L）	780[16]	567[17]
尿素（mmol/L）	3.57±1.26	2.65±0.92[18]
氨（mmol/L）	6.86[19]	2.57±1.64[20]

表 1.2 参考文献

1．根据唾液各组分的浓度计算而得，列于表 1.2。

2．Becks H，Wainwright WW. XIII. Rate of flow of resting saliva of healthy individuals. J Dent Res 1943；22：391-396.

3．Crossner CG. Salivary flow in children and adolescents. Swed Dent J 1984；8：271-276.

4．Dawes C，Dong C. The flow rate and electrolyte composition of whole saliva elicited by the use of sucrose-containing and sugar-free chewing-gums. Arch Oral Biol 1995；40：699-705.

5．Gow BS. Analysis of metals in saliva by atomic absorption spectroscopy. II. Magnesium. J Dent Res 1965；44：890-894.

6．Jalil RA，Ashley FP，Wilson RF，Wagaigu EG. Concentrations of thiocyanate，hypothiocyanite，free and total lysozyme，lactoferrin and secretory IgA in resting and stimulated whole saliva of children aged 12-14 years and the relationship with plaque and gingivitis. J Periodont Res 1993；28：130-136.

7．Tenovuo J，Makinen KK. Concentration of thiocyanate and ionisable iodine in saliva of smokers and non-smokers. J Dent Res 1976；55：661-663.

8．Bruun C，Thylstrup A. Fluoride in whole saliva and dental caries experience inareas with high or low concentrations of fluoride in the drinking water. Caries Res 1984；18：450-456.

9．Eakle WS，Featherstone JDB，Weintraub JA，Shain SG，Gansky SA. Salivary fluoride levels following application of fluoride varnish or fluoride rinse. Comm Dent Oral Epidemiol 2004；32：462-469.

10．Rayment SA，Liu B，Soares RV，Offner GD，Oppenheim FG，Troxler RF. The effects of duration and intensity of stimulation on total protein and mucin concentrations in resting and stimulated whole saliva. J Dent Res 2001；80：1584-1587.

11．Gandara BK，Izutsu KT，Truelove EL，Mandel ID，Sommers EE，Ensign WY. Sialochemistry of whole，Parotid，and labial minor gland saliva in patients with lichen planus. J Dent Res 1987; 66: 1619-1622.

12. Contucci AM, Inzitari R, Agostino S, Vitali A, Fiorita A, Cabras T, Scarano E, Messana I. Statherin levels in saliva of patients with precancerous and cancerous lesions of the oral cavity: a preliminary report. Oral Diseases 2005; 11: 95-99.

13. Jurysta C, Bulur N, Oguzhan B, Satman I, Yilmaz TM, Malaisse WJ, Sener A. Salivary glucose concentration and excretion in normal and diabetic subjects. J Biomed Biotechnol Article ID 430426. Epub May 26 2009.

14. Brasser AJ, Barwacz CA, Dawson DV, Brogden KA, Drake DR, Wertz PW. Presence of wax esters and squalene in human saliva. Arch Oral Biol 2011; 56: 588-591.

15. Larsson B, Olivecrona G, Ericson T. Lipids in human saliva. Arch Oral Biol 1996; 41: 105-110.

16. Liappis N, Hildenbrand G. Freie Aminosauren im Gesamptspeichel gesunder Kinder Einfluss von Karies. Zahm Mund Kieferheilkd 1982 70: 829-835.

17. Syrjanen SM, Alakuijala L, Alakuijala P, Markkanen SO, Markkanen H. Free amino acid levels in oral fluids of normal subjects and patients with periodontal disease. Arch Oral Biol 1990; 35: 189-193.

18. Macpherson LMD, Dawes C. Urea concentration in minor mucous gland secretions and the effect of salivary film velocity on urea metabolism by streptococcus vestibularis in an artificial plaque. J Periodont Res 1991; 26: 395-401.

19. Evans MW. The ammonia and inorganic phosphorus content of the saliva in relation to diet and dental caries. Aust J Dent 1951 55: 264-270.

20. Huizenga JR, Vissink A, Kuipers EJ, Gips CH. Helicobacter pylori&

ammonia concentrations of whole, parotid and submandibular/sublingual saliva. Clin Oral Invest 1999；3；84-87.

唾液流率（flow rate）

唾液流率呈昼夜节律（circadian rhythm）性变化，分泌高峰出现在午后。正常的唾液流率在静息状态下为 0.3 ～ 0.4ml/min，在受刺激状态下为 1.5 ～ 2.0ml/min（两组数据均有较大的波动范围，详述见第 3 章）。机体每天分泌 0.5 ～ 0.6L 唾液。根据唾液腺受刺激程度不同，不同唾液腺的分泌液在全唾液中所占比例不同。静息状态下，唾液的 25% 来源于腮腺，60% 来源于下颌下腺，7% ～ 8% 来源于舌下腺，7% ～ 8% 来源于小唾液腺。在睡眠期间，唾液流率很低，可忽略不计。在高度刺激状态下，腮腺分泌液可占到全部唾液的 50%，下颌下腺分泌液占 35%，舌下腺分泌液占 7% ～ 8%，小唾液腺分泌液占 7% ～ 8%。

临床上用于治疗一些常见疾病（如高血压、抑郁症、过敏等）的药物中，许多都会影响唾液的量和成分。第 3 章详细描述了影响唾液分泌量和组成的因素。

患者唾液流率的测定是一个简单的程序，在静息状态和刺激状态下的唾液流率均可被测量，而且也可以为患者建立起唾液流率随时间变化的曲线。具体的测量方法详见第 3 章和第 4 章。临床上其他关于唾液的研究，例如唾液腺造影术和闪烁扫描法，需与相对应的专业科室配合。

老龄化的影响

尽管已明确口腔干燥在老年人中很常见，然而对唾液的研究发现，总唾液流率和年龄无关。唾液分泌减少的首要原因不是老龄化，而是继发于多种疾病和药物治疗，唾液分泌流率的减少与同时服用的药物数量有关。然而，腺泡细胞确实随着年龄的增长发生退化。下颌下腺对于机体生理及代谢变化更为敏感，而静息状态下的唾液中下颌下腺分泌液占大部分，因此，静息状态下的唾液流率更易受机体生理性变化的影响。

唾液作为疾病诊断液

龋齿的风险评估

目前，唾液检测应用于龋齿风险评估已取得一定进展，已有通过测定唾液中变形链球菌（streptococcus mutans）和乳酸杆菌（lactobacillus）数量以及唾液缓冲能力进行龋齿风险评估的案例。若唾液中的变形球杆菌数量 $> 10^5$CFU（集落形成单位）/ml，就预示着有高度龋齿进展的危险；若乳酸杆菌数量 $> 10^5$CFU/ml，说明患者经常食用碳水化合物，同样和龋齿有着高度密切的联系；唾液缓冲能力可用于评价患者对口腔产酸微生物引起的牙菌斑 pH 值降低的中和能力。唾液检测是进行个体龋齿风险评估的一项有效指标，它既可以作为预防龋齿的前瞻性检测，又可以分析患者的疾病易感性。尽管人们已经为寻找一种或多种检测方法联合预测龋齿发展做出了许多努力，但仍旧没有找到可以准确预测这一多因素疾病的检测手段。事实上，乳牙或恒牙的龋齿史是目前预测龋齿易感性的最佳指标。

表 1.3 列举了一些唾液中可以作为龋齿风险评估依据的变量，其中的部分变量对于临床医生更易于操作。全唾液流率易于检测，但必须考虑到唾液收集时的状态。静息或刺激状态的唾液均可被检测。由于唾液腺大部分时间内均处于静息状态，故测定静息状态的唾液流率具有重要意义。而对刺激状态下的唾液来说，味觉刺激 [如枸橼酸（citric acid）] 或机械刺激（如咀嚼运动）等各种不同的刺激作用于唾液腺时，会产生不同的结果。由于唾液流率的产生具有昼夜节律性，因此重复的刺激 - 测量工作需在同一时间进行（测量静息状态和刺激状态下唾液流率的方法详见第 3 章）。静息状态和刺激状态下唾液的缓冲能力可以很方便地使用商品化的试剂盒在诊椅旁检测，静息状态下唾液的缓冲能力较弱。将嚼蜡刺激获取的唾液样本进行细菌学检验，变形链球菌和乳酸杆菌均能被检测到。商品化试剂盒的应用，使上述检

表 1.3　应用于龋齿风险评估的唾液变量

变量	龋齿风险评估
流率	在极端分泌时，流率和龋齿活动性有关。唾液低流率增加患龋齿的风险，高流率降低患龋齿的风险
缓冲能力	唾液缓冲能力强，表明中和酸能力强，同时降低脱矿的风险
唾液变形链球菌	$> 10^5 CFU/ml$，表明危险增加
唾液乳酸杆菌	$> 10^5 CFU/ml$，表明经常食用碳水化合物，患龋齿的风险增加
氟离子	唾液中较高浓度的氟离子，与使用氟制品和氟化水有关
钙离子和磷离子	高水平的钙离子和磷离子，可降低患龋齿的风险

测简便易行。但是，对于唾液中氟离子、钙离子、磷酸盐的生物化学定量检测还需专业的实验室设备，因此不能立即获得数据结果。

诊断学

　　随着对基因、蛋白质、细菌等方面的研究技术日益发展，唾液研究领域不断取得新的研究进展，口腔诊断学的研究范围也逐渐扩大到口腔疾病、全身性疾病、代谢性疾病等。唾液容易采集，易于取样与分析，且对患者无侵入性，因此，为在唾液中进行两大口腔疾病——牙周疾病和龋齿的生物标志物的鉴定提供了可行性。随着个体化医学概念的发展，在药物基因组学中唾液的应用也逐渐被人们关注。药物基因组学研究患者基因遗传变异对机体药物反应的影响，揭示了基因表达与药物药效和毒性的相关性。药物基因组学的检测结果，可以帮助医生在不同的情况下选择最有效的、不良反应最小的药物及剂量，甚至还有可能减少不良反应、降低因意外过量导致死亡的危险。使用口腔黏膜拭子收集细胞样本用于提取 DNA 进行药物基因组学的检测，对于患者和医生来讲，其侵入性较通过血液收集细胞要小得多。这在口腔诊断学研究中会得到自然的发展。其他的未来发展领域还有使用唾液和口腔拭子寻找肿瘤标志物，不仅限于局部还包括全身性肿瘤。

唾液还可被用于监测激素、药物、抗体、微生物的含量变化，特别是在机体不能进行静脉穿刺时，如研究需要反复取样，静脉穿刺会给患者带来不适，而唾液的收集则更为简易，因此可以被接受。

诊断学中，这一领域的研究仍在发展的起始阶段，下面所列举的一些研究内容也才刚刚发展。除了前面所述的牙周疾病进展的预测、龋齿程度、全身性肿瘤标志物的鉴定、药物基因组学，唾液分析还应用于：

药代动力学、临床药物的药效检测与药物代谢研究；

监测药物：茶碱类、锂盐类、苯妥英钠、卡马西平、皮质醇、地高辛、乙醇等；

检测药物滥用；

内分泌研究中评价与评估；

男性睾酮；

女性孕酮；

诊断免疫学——病毒的诊断与监测（如抗麻疹、风疹、腮腺炎病毒的抗体）；

移植物抗宿主疾病的诊断；

筛选实验。

致谢

感谢 Collin Dawes 编译表 1.2，感谢 Mairead Harding 对本章的建议。

（张　艳　译）

延伸阅读

1. Baum BJ，Yates JR 3rd，Srivastava S，Wong DT，Melvin JE. Scientific

frontiers: emerging technologies for salivary diagnostics. Adv Dent Res 2011；23：360-368.

2. Ferguson DB. ed.Oral Bioscience. Edinburgh: Churchill livingstone，1999.

3. Halim A. Human Anatomy: Volume 3: Head, Neck and Brain. New Delhi: I.K. International Publishing House Pvt. Ltd, 2009.

4. Kinney J, Morelli T, Braun T, Ramseier CA, Herr AE, Sugai JV, et al. Saliva pathogen biomarker signatures and periodontal disease progression. J Dent Res 2011；90：752-758.

5. Malamud D, Tabak L, Eds. Saliva as a Diagnostic Fluid. Ann NY Acad Sci 694：1993.

6. Nauntofte B, Tenovuo JO, Lagerlof F. Secretion and composition of saliva. In: Dental Caries The Disease and its Xlinical Management. pp.7-27. Fejerskov O, Kidd EAM, Eds. Oxford: Blackwell, Munksgaard, 2003.

7. Nordund A, Johansson I, Kallestal C, Ericson T, Sjostrom M, Stromberg N. Improved ability of biological and previous caries mutimarkers to predict caries disease as revealed by multivariate PLS modeling. BMC Oral Health 2009；9：28.

8. deBurgh Norman JE, Mcgurk M, eds. Color atlas and text of salivary gland diseases, disorders and surgery. London Mosby-Wolfe；1995.

9. Proctor GB, Carpenter GH. Regulation of salivary gland function by autonomic nerves. AutonNeurosci 2007；133：3-18.

10. Yeh CK, Johnson DA, Dodds MW. Impact of aging on human salivary gland function: a community-based study. Aging (Milano) 1998；10：421-428.

唾液分泌的机制

Peter M. Smith

　　唾液的分泌可以被定义为"水、电解质和大分子物质在适当刺激下产生的一种单向性流入唾液的过程"。这个简单的句子囊括了关于分泌过程的绝大多数观点。其中提及的几个关键词分别是：刺激，水、电解质和大分子物质，以及单向性。

　　"刺激"包括神经系统对味觉和咀嚼等引起分泌的信号所做出的整合反应，以及每一个唾液腺腺泡细胞在神经系统和分泌终端之间的传递过程。唾液分泌的所有重要环节均受神经调控，并且这种调控作用由 G 蛋白偶联受体（G protein-coupled receptor，GPCR）所介导。

　　"水""电解质"和"大分子物质"描述的是唾液的固定成分。而唾液独特的黏性和抗菌性则主要源于其中的蛋白质成分。其中，电解质可以增加对酸性物质的缓冲能力以及再矿化能力，而水则可以稀释并清洁口腔环境。水和电解质的分泌一般是同时进行的，两者不可或缺；但它们与蛋白质的合成和分泌是相对独立的事件。

　　水、电解质和大分子物质跨细胞"单向性"流动的前提是细胞两端的结构相异。很明显地，分泌性腺泡细胞的一端确实与另一端不同。这也就是说，腺泡细胞所具有的极性可以影响细胞功能的各个方面，包括对分泌的调控。

刺激

唾液分泌的神经调控

唾液分泌的神经调控如图 2.1 所示。最初引起唾液分泌的刺激是味觉[1]，传入信号经过面神经（Ⅶ）和舌咽神经（Ⅸ）传递至位于延髓的孤束核。来自咀嚼以及其他感觉如嗅觉、视觉以及想象刺激的信号也同样被整合至孤束核。在人体，味觉和咀嚼是迄今为止最重要的两类引起唾液分泌的刺激源。在舌下腺和下颌下腺，副交感神经的传出纤维主要是途经下颌下神经节的面神经，而在腮腺则是途经耳神经节的舌咽神经。这些神经纤维通过释放乙酰胆碱（acetylcholine，ACh）至唾液腺腺泡细胞的表面而调控水的分泌。大分子物质的分泌则受交感神经释放的去甲肾上腺素（noradrenaline，NorAd，也称 norepinephrine）调控。交感神经的节后纤维

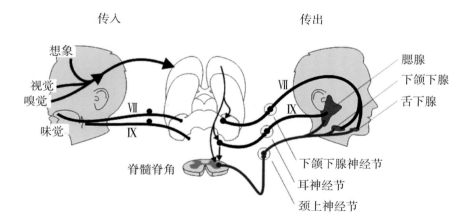

传入途径：味觉；面神经（Ⅶ）和舌咽神经（Ⅸ）至位于延髓的孤束核。来自嗅觉等的刺激信号经高级中枢也同样被整合至孤束核。传出途径：副交感神经；舌下腺和下颌下腺是由途经下颌下神经节的面神经。腮腺是由途经耳神经节的舌咽神经。交感神经的节后纤维发自交感神经链中的颈上神经节。

图 2.1　神经递质的释放是刺激 - 分泌偶联的第一步

发自交感神经链中的颈上神经节。由于副交感神经也可以释放各种多肽，如 P 物质和血管活性肠多肽（vasoactive intestinal polypeptide，VIP），而且去甲肾上腺素还可以结合能够动员钙的 α- 肾上腺素受体（α-adrenergic receptor）[2]，因此副交感神经和交感神经对分泌过程各个方面的调控作用的分界并不是非常明确。

第二信使

第二信使可将由神经产生的分泌性刺激信号作用于分泌细胞，并且为细胞内外环境提供一个具有放大效应的偶联作用。放大效应是第二信使信号最重要的特征之一，可将一个非常小的细胞外刺激转换为一个比较大的细胞内事件[3]。

如图 2.2 所示，乙酰胆碱与毒蕈碱 M3 型受体结合引起水分泌，去甲肾上腺素与 β- 肾上腺素受体结合引起大分子物质分泌。这两类受体都属于 G 蛋白偶联受体（G-protein-coupled receptor，GPCR）超家族的成员，该类超家族受体在介导激素和神经递质信号的传递中发挥了重要的作用。受

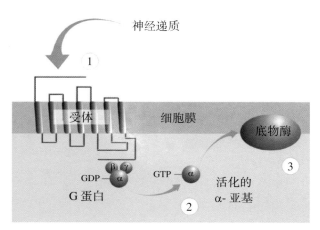

具有 7 次跨膜结构域的超家族受体成员与 G- 蛋白异源三聚体耦联。当被神经递质激活时（步骤①），G- 蛋白与 GTP 而非 GDP 结合从而被活化。活化的 G- 蛋白 α 亚基与 βγ 基位解离（步骤②），继而与底物酶结合并激活后者（步骤③）。

图 2.2　神经递质与受体的结合以及激活细胞内的底物酶是刺激 - 分泌偶联的第二步

GPCR 调控的多样性反应主要源于独特的 G 蛋白与受体的偶联作用。配体与 GPCR 结合后可将 GDP 转换为 GTP，从而激活与 GPCR 结合的异源三聚体 G 蛋白。活化的 G 蛋白 α- 亚基可与 βγ 亚基分离，进而活化底物酶[4]。参与水分泌的底物酶是磷脂酶 C（phospholipase C，PLC，由 G-αq 活化），参与蛋白质分泌的则是腺苷酸环化酶（adenylate cyclase）（由 G-αS 活化）。由于 G 蛋白的 α 亚基具有内在的 GTP 酶活性，因此其自身是不可被活化的。一旦 GTP 被水解为 GDP，α 亚基以及活化的底物酶将再次失活。尽管如此，GTP 的水解速度是相当慢的，这就意味着一个被活化的底物酶在失活前仍可以调控许多下游分子。

腺苷酸环化酶和环磷腺苷

大分子物质分泌的所有受体后步骤均受环磷腺苷（cyclic AMP，cAMP）的调控。图 2.2 所示是受体激活后活化底物酶的一般过程，图 2.3 显示的是一个特例，即底物酶是"腺苷酸环化酶"。腺苷酸环化酶可将 ATP 转换为 cAMP。cAMP 是第一个被确定的第二信使，实际上"第二信使"这个词条的命名就是用来描述 cAMP 的作用的。直至最近，cAMP 依赖的蛋白激酶 A（protein kinase A，PKA）被认为是 cAMP 发挥作用所必需

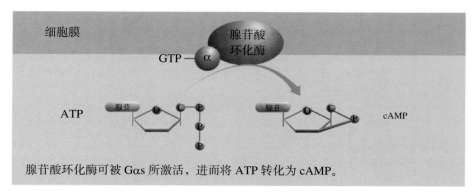

腺苷酸环化酶可被 Gαs 所激活，进而将 ATP 转化为 cAMP。

图 2.3 产生 cAMP 是大分子物质刺激 - 分泌偶联的第三步

的唯一介导分子[5]。在静息状态下，PKA 是一种由两个催化亚基和两个调节亚基构成的四聚体。当 cAMP 结合 PKA 后，PKA 的催化亚基与调节亚基解离从而被活化[6]。磷酸化是一类十分常见的上调细胞内蛋白活性的机制。PKA 可以磷酸化并且激活细胞内与唾液大分子物质的合成和分泌相关的蛋白质。cAMP 依赖的细胞内途径的特性之一就是其上调效应并不依赖于单一酶活性或反应的增加，而是许多反应活性增加的共同作用。cAMP 依赖途径的下调，包括大分子物质分泌的减少，是由于 cAMP 磷酸二酯酶介导的 cAMP 含量降低所引起[7]。磷酸二酯酶自身的活性可受许多调节因素的影响，包括 G-蛋白偶联受体的活化[8]。

磷脂酶 C、1，4，5- 三磷酸肌醇和钙

刺激 - 水分泌偶联反应的第三步是 G-q 激活磷脂酶 C 以及可溶性第二信使 1，4，5- 三磷酸肌醇（1，4，5 triphosphate，IP_3）的生成[9]（图 2.4）。IP_3 可与内涵体如内质网（endoplasmic reticulum，ER）上的 IP_3 受体结合，

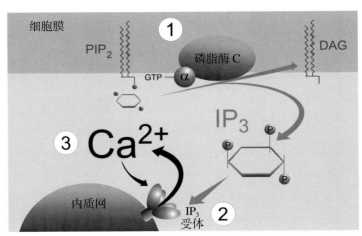

Gq 激活的磷脂酶 C 可将磷脂酰肌醇二磷酸（PIP_2）分解为 IP_3 和二脂酰甘油（DAG）。IP_3 和位于内质网上的 IP_3 受体结合，引起 Ca^{2+} 从内质网释放到胞质中。细胞内 Ca^{2+} 浓度的增加可促进 IP_3 受体的激活并进一步促进 Ca^{2+} 动员。

图 2.4　细胞内 Ca^{2+} 的增加是水和电解质刺激 - 分泌偶联的第三步

释放其储存的钙离子（Ca^{2+}）。与胞质中由 Ca^{2+} ATP 酶所调控的 Ca^{2+} 浓度（约 100 nmol/L）相比，ER 中储存的 Ca^{2+} 通常维持在一个较高的浓度（约 1 mmol/L），因此 Ca^{2+} 通道的激活通过释放 Ca^{2+} 库中的 Ca^{2+} 即可足够地增加胞质内的 Ca^{2+}。IP_3 受体自身就是 Ca^{2+} 通道，与 IP_3 结合后被激活[10]。

IP$_3$ 受体同样对胞质内 Ca^{2+} 非常敏感，并且随细胞内 Ca^{2+} 浓度（$[Ca^{2+}]i$）的增加而持续开放。IP_3 受体的这种特性可以通过正反馈或钙致钙释放（Ca^{2+}-induced Ca^{2+} release，CICR）进而更显著地增加 IP_3 引发的 Ca^{2+} 动员[10]。此 Ca^{2+} 信号还可进一步由兰尼定受体（ryanodine receptors）引起的 Ca^{2+} 释放所增强，其中兰尼定受体是另一种在腺泡细胞 ER 上存在的 Ca^{2+} 通道。兰尼定受体同样对 Ca^{2+} 敏感并可引起 CICR。兰尼定受体对 Ca^{2+} 的敏感性可受胞质中 cADP 核糖的浓度所调控，后者是一种受 cGMP 以及可能的一氧化氮水平所调控的核糖环化酶产生的 βNAD 的产物[11]。因此，由 IP_3 激活的，Ca^{2+} 放大的、经 IP_3 受体以及兰尼定受体共同介导的 Ca^{2+} 库释放的暴发性 Ca^{2+} 共同增强了腺泡细胞中的 Ca^{2+} 信号[12]（图 2.5）。

除了动员储存库中的 Ca^{2+}，分泌过程还涉及细胞外 Ca^{2+} 经钙库控制的钙通道（store-operated Ca^{2+} channels）引起的 Ca^{2+} 跨细胞膜的内流。尽管在过去的 20 余年，已有许多关于钙库控制的 Ca^{2+} 内流生理特性的深入研究[13]，但直到最近才揭示 Ca^{2+} 感受器[14]和 Ca^{2+} 通道[15]的分子结构。前者是目前所知的位于 ER 膜上的 Ca^{2+} 结合蛋白即基质相互作用分子（STromal Interaction Molecular，STIM）1[16]。Ca^{2+} 库耗竭继发的 Ca^{2+} 与 STIM1 的 EF- 手像（一种指型或手型 Ca^{2+} 结合域）的解离可引起 STIM1 寡聚化形成一个复合体，该复合体可与细胞膜上的介导 Ca^{2+} 内流的 Ca^{2+} 通道蛋白 Orail（因希腊神话中天堂的守门者命名，与 Uttar Pradesh 城市无关）相结合[13,17]。随着 Ca^{2+} ATP 酶将 Ca^{2+} 泵回 Ca^{2+} 库或运出细胞外，细胞内外的 Ca^{2+} 通道关闭，从而引起细胞内 Ca^{2+} 信号减弱。

大分子物质

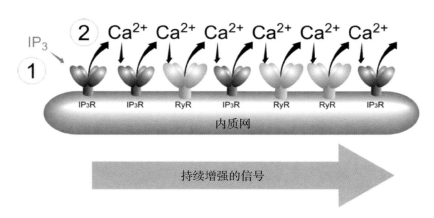

IP₃ 刺激 IP₃ 受体（IP₃R）释放 Ca^{2+}，Ca^{2+} 进一步刺激 IP₃R 和兰尼定受体（RyR）释放 Ca^{2+}。由一种受体活化引起的 Ca^{2+} 释放可引发下一个受体的活化，Ca^{2+} 信号由此持续得到加强。这样 Ca^{2+} 信号虽起始于细胞的顶极，但之后可迅速地遍布整个细胞。

图 2.5　持续增强的 Ca^{2+} 信号

　　大分子物质不可以穿越细胞膜。起初，这对于认识细胞的蛋白质分泌过程来说的确是一个不可逾越的问题，后来发现秘密在于合成的蛋白质可以经内涵体转运（图 2.6）。至少从拓扑分析来看，这些蛋白质从未在细胞内出现因而也不需要通过跨膜转移至细胞外。在胞吐过程中，当内涵体或囊泡从合成蛋白质处移动至与细胞膜融合时，蛋白质即被分泌出细胞。

　　分泌型蛋白质的合成起始于基因转录和信使 RNA 合成，从而将蛋白质序列信息从细胞核转至细胞质中的核糖体。分泌型蛋白质以一段"信号序列"起始，这将使合成过程中的多肽定位至内质网，并在内质网（endoplasmic reticulum，ER）中蛋白质的 N 端被糖基化并进一步折叠成正确的三维结构。小的膜囊泡可以运输蛋白质从内质网经过多层的高尔基体被加工和"包装"。已知的蛋白质运输均起始于内质网；那些既定要留在细胞内的蛋白质则含有特定的"保留序列"，使得其从分泌型蛋白质中被分离出来。分泌型蛋白质在高尔基体（Golgi apparatus）浓缩泡被浓缩，并储存在

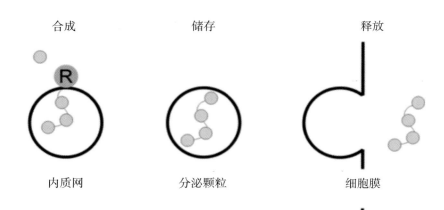

合成　　　　　　　储存　　　　　　　释放

内质网　　　　　　分泌颗粒　　　　　细胞膜

蛋白质在分泌颗粒里经核糖体加工合成。分泌颗粒成熟后储存这些蛋白质直至其接收到分泌信号的刺激。

图 2.6　分泌型蛋白质在内涵体被合成

分泌囊泡（secretory vesicles）中。当它们成熟之后被运输至顶膜附近。受到分泌刺激时，分泌囊泡可与细胞膜融合并将囊泡内容物排至细胞外[1,18]。

　　据此，蛋白质分泌可分为 4 个步骤：合成、分离和加工、储存和释放。每一个步骤都是受 cAMP 依赖的 PKA 磷酸化的下游靶蛋白质所调控的。因此，cAMP 的含量增加可以激活：

- 唾液腺蛋白质（如脯蛋白富集蛋白）基因转录。
- 翻译后修饰（如糖基化）。
- 蛋白质成熟以及分泌囊泡向顶膜转位。
- 胞吐。

　　所以，细胞内 cAMP 水平的增加可以刺激蛋白质分泌的每一个步骤（图 2.7）[19,20]。

　　目前，介导胞吐的分子已被广泛研究，发现下颌下腺腺泡细胞上存在一类重要的分子，即可溶性 N- 乙基马来酰胺 - 敏感融合蛋白附着蛋白受体（soluble N-ethylmaleimide-sensitive fusion protein attachment protein

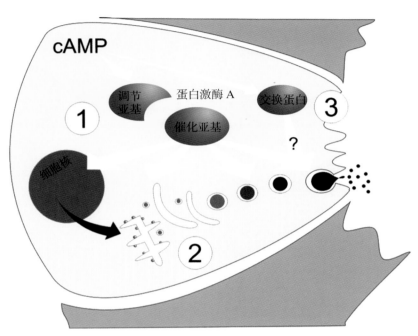

cAMP 与蛋白激酶 A（PKA）的调节亚基结合后释放并激活 PKA 的催化亚基（步骤①）。PKA 的催化亚基可磷酸化并上调许多与分泌（如胞吐）相关的蛋白组份（步骤②）。最新的研究还证实，cAMP 直接激活的交换蛋白（Epac）介导的 PKA 非依赖信号机制可能参与调控胞吐过程（步骤③）。

图 2.7　cAMP 和蛋白激酶 A

receptors，SNAREs）。与下颌下腺腺泡细胞不同，在大多数分泌细胞中，细胞内 Ca^{2+} 含量的增加即可触发胞吐。分泌囊泡中含有 v-SNARES，v-SNARES 可识别细胞膜上的 t-SNARES，两者可形成紧密的复合物将两种膜连在一起，进而介导胞吐的 3 个步骤：锚定、启动和融合[20]（图 2.8）。例如，在神经细胞中，分泌囊泡锚定、启动并等待 Ca^{2+} 信号触发胞吐。而在唾液腺腺泡细胞，分泌囊泡等待 cAMP 依赖的分泌刺激的 "制动" 点也许更早一些[20]。目前，人们已很好地认识了其他调控胞吐的细胞内信号，

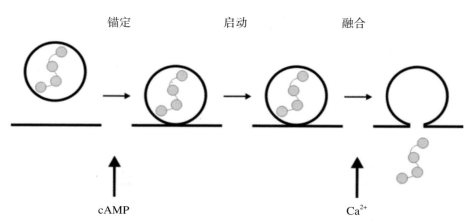

胞吐分为 3 个步骤：锚定、启动和融合。融合这步是 Ca^{2+} 依赖的。然而前面的步骤，例如锚定则是 cAMP 依赖的。在唾液腺细胞中，cAMP 依赖的这一步是胞吐限速的"制动"点。

图 2.8　cAMP 依赖的"制动"点

发现 PKA 依赖以及 PKA 不依赖的机制均在调控唾液腺腺泡细胞的胞吐中发挥一定作用[7]。最新的研究显示，一个可被 cAMP 直接激活的交换蛋白（exchange protein directly activated by cAMP，Epac）在胰岛 β 细胞分泌胰岛素的过程中发挥了作用。在这个新发现的不依赖 PKA 的 cAMP 介导的信号通路中，Epac 作为小 G- 蛋白 ras 家族成员的鸟苷酸交换因子可以直接与胞吐过程中的重要分子 Rim2 结合[5]。尽管具体的机制仍不完善，但这些初步研究提示在下颌下腺细胞中存在类似机制的可能性[21]。

　　并非所有的分泌型蛋白质都由下颌下腺细胞产生。唾液中也含有血浆蛋白质，如免疫球蛋白 A（immunoglobulin A，IgA）。比起其他任何蛋白质，IgA 更不易穿越细胞膜，因此它只能经膜囊泡转运的方式穿越腺泡细胞。位于腺泡细胞基底侧的 IgA 受体可以结合 IgA 进而将其内吞入细胞。随着载有 IgA 的囊泡在细胞内移动，免疫球蛋白最终被胞吐进入唾液[22]（图 2.9）。

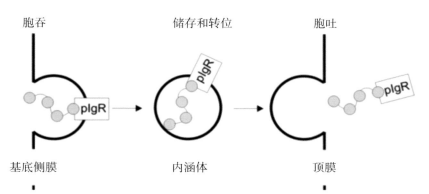

IgA 和 IgM 聚合体穿越唾液腺细胞是通过多聚免疫球蛋白受体（polymeric immunoglobulin receptor，pIgR）而实现的。配体与 pIgR 在细胞基底侧膜结合，之后内化进入内涵体。在内涵体，配体经囊泡被转运到顶膜。在顶膜，pIgR 被水解剪切，较大的胞外片段和配体一起被转运至细胞外。

图 2.9　蛋白质的跨膜转运

水和电解质

水的分泌

由于生物系统无法主动转运水，因此水的分泌不可避免地是一个多步骤的过程。穿越组织的唯一快速转运水的方式即利用渗透压。因此，如图 2.10 所示，分泌水的组织，如下颌下腺腺泡细胞，可通过主动转运电解质而产生的浓度差驱动水转运。通常来说，下颌下腺组织在细胞外和腺泡腔或导管之间都是单层细胞。因此，分泌和重吸收过程指的是跨单层细胞的转运。

腺泡细胞利用 $Na^+/K^+/2Cl^-$ 共转运体（$Na^+/K^+/2Cl^-$ cotransporter，NKCC1）增加细胞内 Cl^- 的含量从而激活位于顶膜上的 Cl^- 通道，引起 Cl^- 顺着电势差进入腺泡腔。为维持电中性，Na^+ 被吸引穿越腺泡细胞，与 Cl^- 共同形成渗透压梯度，并最终引起水的流动。因此，最重要的一步，也是决定一

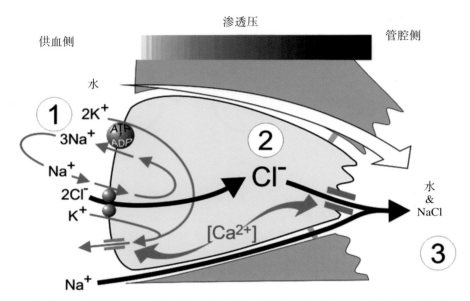

Na⁺/K⁺ ATP 酶利用 ATP 直接提供的能量将 Na⁺ 泵出细胞外并建立向内的 Na⁺ 梯度。这将给 Na⁺/K⁺/2Cl⁻ 共转运体（NKCC1）提供能量（步骤①），进而引起 Cl⁻ 顺着电势差进入腺泡细胞内（步骤②）。细胞内升高的 Ca²⁺ 浓度可以打开 Ca²⁺ 依赖的 K⁺ 和 Cl⁻ 通道，导致 Cl⁻ 从顶侧膜流出进入腺泡腔内。为维持电中性，Na⁺ 随着 Cl⁻ 一同穿越细胞，由此形成的渗透压将进一步吸引水进行转运（步骤③）。

图 2.10　电解质分泌带动水分泌

个细胞能否分泌的唯一一步即是顶膜 Cl⁻ 通道的激活，但该 Cl⁻ 通道的分子结构尚未确定。并且，这一步受细胞内 Ca²⁺ 浓度的增加所调控。广泛增加的细胞内 Ca²⁺ 同样可以激活位于基底膜的 K⁺ 通道（SLO），这使得膜电位处在一个比较高的负值，从而保留了对 Cl⁻ 流出的驱动力。

　　电解质驱动的水转运通常是等渗的。一旦达到等渗，水转运便没有了驱动力。唾液腺之所以产生低渗唾液主要依靠纹状管的作用。起初，这看起来似乎可以逆转分泌过程，然而正是由于纹状管对水的不通透性，因而并不存在渗透压驱动的重吸收水。1954 年，由 Thaysen 等人提出的"两阶段学说"概括了唾液分泌的基本过程[22a]。腺泡细胞的水分泌过程比导管的重吸收过程具有更强大的能力。这也是唾液的组成成分随流率变化而改变的原因。非刺激状态下当流率较低时，唾液可以慢速地流进导管，因而纹状管能够持续对唾液组成成分进行调整。而在刺激状态下流率水平较高，唾液则快速地流进导管而未经太大的改变。这种高流率产生的唾液其组成成分与腺泡细胞产生的原始唾液成分非常相近。

碳酸氢盐（bicarbonate）的分泌

碳酸氢盐的分泌过程和 Cl^- 相似，在腺泡细胞内浓缩并在接受刺激时分泌。然而，和 Cl^- 相比，碳酸氢盐的具体分泌机制尚不清楚。在大多数唾液腺中，碳酸氢盐进入细胞可能是通过碳酸酐酶介导的途径，并最终依赖于 Na^+/H^+ 交换体以及 Na^+ 的浓度梯度。而分泌出细胞则可能是通过一种能通透碳酸氢盐的通道（图 2.11）。Ca^{2+} 依赖的 Cl^- 通道也可以通透碳酸氢盐，这是一种最简单的碳酸氢盐分泌途径。至少从量上来讲，分泌碳酸氢盐和分泌 Cl^- 一样都是有效的驱动水转运的机制。

碳酸氢盐是可被纹状管重吸收的众多电解质之一，因此在非刺激唾液中的浓度比较低。当刺激产生高流率唾液时，分泌量增加并伴有重吸收障碍是对唾液中存在的高浓度碳酸氢盐的最简单解释。

腺泡细胞分泌大分子物质、水和电解质。纹状管重吸收电解质。位于腺泡和纹状管之间的闰管从功能上更接近于腺泡细胞，而不是纹状导管细胞。闰管可能对于蛋白质分泌的贡献很小，但在碳酸氢盐和水的分泌中可能具有重要的作用。

钙和磷的分泌

钙（calcium）不仅在调控分泌中起关键作用，并且和磷（phosphate，Pi）共同在维持口腔稳态特别是保护牙齿中具有重要作用。牙齿的矿物质

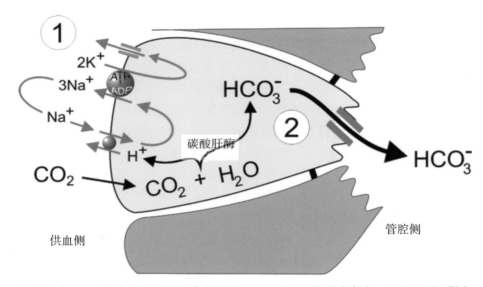

在细胞内，CO_2 可在碳酸酐酶的作用下以 HCO_3^- 和 H^+ 的形式存在。HCO_3^- 可经阴离子通道从细胞顶极分泌出去（步骤②）。由 Na^+/K^+ ATP 酶形成的 Na^+ 梯度所产生的能量可将 H^+ 主动排出基底侧膜（步骤①）。如果细胞不丢失质子，碳酸酐酶则不能够生成 HCO_3^-。

图 2.11　碳酸氢盐的分泌

成分是水溶性的，因此仅是含丰富碳酸氢盐的氯化钠溶液即可引起牙齿去矿化。唾液中含有充足的 Ca^{2+} 和 Pi 可以防止牙齿去矿化（图 2.12）。所以存在 Ca^{2+} 和 Pi 穿越腺泡上皮细胞进入唾液的单向性转运。目前，所有涉及唾液腺腺泡细胞 Ca^{2+} 转运的分子均已被发现[23,24]。被细胞顶膜泵出的 Ca^{2+} 将会被 ER 释放的 Ca^{2+} 所替代（参见后述）[25]。经钙库控制的 Ca^{2+} 内流引起的 Ca^{2+} 跨基底侧膜的内流将补充钙库中的 Ca^{2+}。因此，Ca^{2+} 可被转运穿越细胞层但不干扰依赖于低浓度 Ca^{2+} 的其他细胞内反应。尽管存在最初主动转运的 Ca^{2+}，但唾液中 Ca^{2+} 的浓度和血浆中的相似。而 Pi 并不是这样，它在唾液中可以被浓缩至好几倍。所以，Pi 的转运涉及了跨上皮的

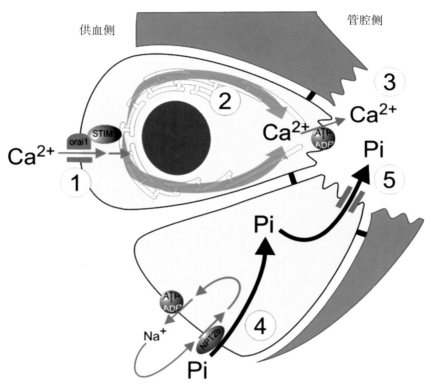

Ca²⁺ 转运的可能机制。Ca²⁺ 通过 Orai1 钙通道穿越细胞基底侧膜（步骤①），之后沿着内质网管道转运（步骤②），并经质膜钙通道（plasma membrane calcium channel，PMCA）从顶膜释放出细胞（步骤③）。磷（Pi）以主动转运的方式进入细胞主要是通过基底膜上的 Na⁺ 耦联的 Pi 转运体 NPT2b 而实现的。NPT2b 可将 Na⁺ 泵出细胞，同时将 Pi 摄取入细胞内（步骤④）。此后，Pi 会顺电化学梯度差穿越细胞顶膜，然而该转运机制尚未被阐明（步骤⑤）。

图 2.12　钙和磷的转运

主动转运。已有研究很好地阐述了 Pi 跨基侧膜的依赖能量的主动转运是经 Na⁺ 依赖的 Pi 转运体 NPT2b 实现的[26]。然而，Pi 顺浓度梯度排出腺泡细胞的机制尚未揭示。与 HCO_3^- 相似，唾液中的 Pi 同样可以在通过导管时被修饰。NPT2b 也存在于导管细胞的顶膜上，推测其可能发挥了从唾液中重吸收 Pi 的作用[26]。

水通道（aquaporin）

水穿越细胞层有两条可能的途径：经细胞间紧密连接调控的旁细胞途径（paracellular）以及直接穿越顶膜和基底膜的跨细胞途径（transcellular）。已有许多研究讨论究竟是哪条途径发挥了主要作用，但仍缺乏能将两者绝对分开的证据[27]。细胞膜对内在水的通透性是非常低的，因此顶膜以及基侧膜必须含有水的通道才能保证水的跨膜转运。在唾液腺腺泡细胞中，转运水的通道是一类水通道蛋白质家族成员（aquaporin，AQP）。水通道蛋白质由 4 个亚基组成，每个亚基含有 6 次跨膜结构域，从而形成了通透水的孔道。水通道蛋白质可分为两类，一类只转运水分子，而另一类对甘油也通透。但两种类型的水通道对离子均不通透[28]。目前，已经发现有超过 10 种哺乳类动物的水通道，其中在唾液腺腺泡细胞的顶膜上分布的是 AQP5。AQP5 敲除小鼠（不能合成 AQP5 的转基因小鼠）其呼吸道的黏液腺刺激性流率减少 60%，提示至少这部分的水是通过跨细胞途径转运的[29]。

单向性

在正常情况下，分泌过程仅是单向。分泌的单向性是由于腺泡细胞和导管细胞具有屏障功能，从而实现对血浆和唾液的分离作用，并且从细胞水平上讲，它们的结构和功能均具有极性（图 2.13）。每一种参与唾液分泌的细胞类型都具有某种方式的极性。腺泡细胞和导管细胞均以紧密连接相连接，紧密连接同样可以将朝向腺泡腔的顶膜与朝向细胞外液的基侧膜划分开。这两种细胞膜的不同特性是细胞功能极化产生单向性分泌的基础。

纹状管的命名是由于在纵向分泌的基底侧有条纹的外观。条纹的形成

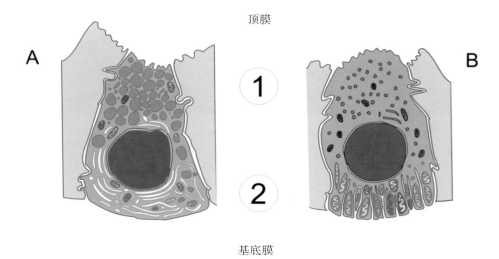

腺泡和纹状管均是具有明显极性的细胞。腺泡细胞（A）的顶膜处含有高密度的分泌囊泡，而纹状管（B）的基底皱褶处则含有高密度的线粒体。

图 2.13 组织学极性

是由于底侧膜有许多充满了线粒体的内折叠（图 2.13）。靠近细胞膜的高密度线粒体通常提示原始主动转运的存在，如 Na^+/K^+ ATP 酶。腺泡细胞最明显的特征是顶端富有分泌囊泡。

从功能的角度上讲，腺泡细胞的顶端是所有重要事件的发生地所在。分泌囊泡直接受细胞骨架肌动蛋白的引导向细胞顶端移动，而胞吐几乎只发生在顶端。

作为水分泌的重要事件，Ca^{2+} 依赖的阴离子通道的激活同样发生在顶端。越来越多的证据表明，受调控的 Ca^{2+} 源于细胞的顶端，并且在某些条件下，只存在于细胞的顶端[30]（图 2.14）。

由于持续增加的 Ca^{2+} 对细胞是有毒性和潜在危险的，为保证细胞内 Ca^{2+} 的浓度维持在纳摩级消耗了许多能量，因此 Ca^{2+} 信号是非常"昂贵"的。空间受限的 Ca^{2+} 信号可能是这些问题比较好的解决方案。阐明局部

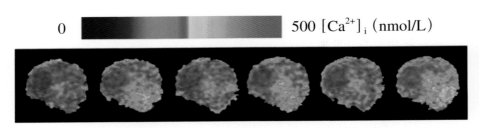

在一个小鼠下颌下腺细胞中加载 Ca^{2+} 敏感的荧光染料 fura-2 后给予 20nmol/L 乙酰胆碱（ACh）刺激，采集 Ca^{2+} 成像的时间序列图像（> 20s）。Ca^{2+} 信号只在细胞顶端表达增强（图中底部位置）。每个 Ca^{2+} 信号反应时间均少于 500ms。

图 2.14　局部 Ca^{2+} 信号

Ca^{2+} 信号的机制已被证明是非常具有挑战性的，尤其是，细胞如何停止由于 Ca^{2+} 诱导的 Ca^{2+} 释放所产生的细胞内 Ca^{2+} 信号传播。这个问题的部分解释可能是 Ca^{2+} 信号的空间限制性非常短暂。顶端产生的 Ca^{2+} 信号有点奇怪，因为作为存储 Ca^{2+} 的内质网（endoplasmic reticulum）几乎只分布在细胞基底侧区域。而位于顶膜的分泌囊泡被认为是可能的 Ca^{2+} 储存器 [31]。另一个被更广泛接受的解释依赖于内质网所具有的网状特性。在该模型中，Ca^{2+} 被储存在细胞的基底侧端，然后可经内质网的"隧道"运到顶端再被释放（图 2.14）。最后一种可能的机制，也是一种比较有趣的设想是，肌动蛋白细胞骨架可伴随内质网的动态结构而变化，从而将分泌囊泡转运至细胞的分泌端，这在水分泌的调控中也发挥了一定作用 [24]。Ca^{2+} 经内质网"隧道"的转运方式也为伴随水分泌而发生的 Ca^{2+} 跨上皮转运的机制提供了一定的思路，因为刺激分泌时顶膜处的 Ca^{2+} 活性是最强的。

药物对水和电解质分泌的调节

在病理状态下，刺激 - 分泌偶联的每一步都是潜在的易发生功能障碍的环节。对于研究分泌的生理学家，在研究自身免疫性低分泌类疾病如干燥综合征时，遇到的最大挑战即寻找自身免疫反应在哪些环节上破坏分泌过程[32,33]。已有大量的研究提示，严重的腺体萎缩是干燥综合征的终末表象，而腺体功能的降低要早于病理性改变。反之，刺激 - 分泌偶联的每一步也是潜在的治疗靶点。激活毒蕈碱受体就是一个非常显著和有效的增加水分泌的切入点。毛果芸香碱，一种自然产生的生物碱，可能是已知最好的用于治疗的胆碱类药物，商品名为"Salagen"。西维美林（evoxac）是另一种已在美国使用的胆碱类药物，它比毛果芸香碱具有更强的对毒蕈碱 M_3 型受体的特异性以及更小的潜在不良反应。治疗性服用 salagen（15 ～ 30mg/d）或 evoxac（90mg/d）所产生的发汗等不良反应比起口干燥症还是可以忍受的（参见第 4 章）。乙酰胆碱可以被迅速代谢掉因而其自身没有治疗作用。唾液分泌可以被胆碱受体拮抗剂所阻断，例如阿托品，可以与乙酰胆碱竞争性地结合毒蕈碱受体并阻断副交感神经刺激所引起的水和电解质分泌。口干燥症最常见的诱因是用于治疗其他疾病的药物所带来的不良反应。

　　显微荧光测定，电生理和分子生物学都是用于研究分泌机制的强大组合。例如，荧光探针可以用于标记亚细胞结构，如内质网、线粒体或细胞核，以便在活体细胞中可视化观察这些结构的变化并确定他们在信号转导中的作用。商品化的激动剂或第二信使可以为细胞内的反应提供更精确的空间描记，由此进一步完善我们对细胞极化的认识。可以将分泌相关的关键分子基因标记上荧光标签，瞬时转染入分离的腺泡细胞中表达并观察。基因敲除小鼠同样可以帮助认识一些特定蛋白质的功能，如 AQP5 或毒蕈碱 M_3 受体。目前已有更开拓的视野以及更多的可能将这些强大的技术用于理解腺体的病理性损伤。

（丛　馨　译）

参考文献

1. Hector MP，Linden RWA. Reflexes of salivary secretion. In：Neural

Mechanisms of Salivary Gland Secretion, Garrett JR, Ekström J, Anderson LC, Eds. 1999, Karger: Basel. p. 196-217.

2. Melvin JE, Yule D, Shuttleworth T, Begenisich T. Regulation of fluid and electrolyte secretion in salivary gland acinar cells. Ann Rev Physiol 2005; 67: 455-469.

3. Rodbell M. Nobel Lecture. Signal transduction: evolution of an idea. Biosci Rep 1995; 15: 117-133.

4. Oldham WM, Hamm HE. Heterotrimeric G protein activation by G-protein-coupled receptors. Nat Rev Mol Cell Biol 2008; 9: 60-71.

5. Gloerich M, Bos JL. Epac: defining a new mechanism for cAMP action. Ann Rev Pharmacol Toxicol 2010; 50: 355-375.

6. Bossis I, Stratakis CA. Minireview: PRKAR1A: normal and abnormal functions. Endocrinology 2004; 145: 5452-5458.

7. Seino S, Shibasaki T. PKA-dependent and PKA-independent pathways for cAMP-regulated exocytosis. Physiol Rev 2005; 85: 1303-1342.

8. Bender AT, Beavo JA. Cyclic nucleotide phosphodiesterases: molecular regulation to clinical use. Pharmacol Rev 2006; 58: 488-520.

9. Petersen OH, Tepikin AV. Polarized calcium signaling in exocrine gland cells. Ann Rev Physiol 2008; 70: 273-299.

10. Dawson A. IP（3）receptors. Curr Biol 2003; 13: R424.

11. Galione A, Churchill GC. Interactions between calcium release pathways: multiple messengers and multiple stores. Cell Calcium 2002; 32: 343-354.

12. Harmer AR, Gallacher DV, Smith PM. Role of Ins（1, 4, 5）P3, cADP-ribose and nicotinic acid- adenine dinucleotide phosphate in Ca^{2+} signalling in mouse submandibular acinar cells. Biochem J 2001; 353: 555-560.

13. Putney JW, Bird GS. Regulation of calcium entry in exocrine gland cells

and other epithelial cells. J Med Invest 2009；56：362-367.

14. Liou J，Kim ML，Heo WD，Jones JT，Myers JW，Ferrell Jr JE，Meyer T. STIM is a Ca^{2+} sensor essential for Ca^{2+}-store-depletion-triggered Ca^{2+} influx. Curr Biol 2005；15：1235-1541.

15. Feske S，Gwack Y，Prakriya M，Srikanth S，Puppel SH，Tanasa B，Hogan PG，Lewis RS，Daly M，Rao A. A mutation in Orai1 causes immune deficiency by abrogating CRAC channel function. Nature 2006；441：179-185.

16. Lewis RS. The molecular choreography of a store-operated calcium channel. Nature 2007；446：284-287.

17. Soboloff J，Spassova MA，Tang XD，Hewavitharana T，Xu W，Gill DL. Orai1 and STIM reconstitute store-operated calcium channel function. J Biol Chem 2006；281：20661-20665.

18. Garrett JR. Effects of Autonomic Nerve Stimulations on Salivary Parenchyma and Protein Secretion. In：Neural Mechanisms of Salivary Gland Secretion. Garrett JR，Ekström J，Anderson LC，Eds. 1999，Karger：Basel. pp. 59-79.

19. Turner RJ，Sugiya H. Understanding salivary fluid and protein secretion. Oral Dis 2002；8：3-11.

20. Fujita-Yoshigaki J. Divergence and convergence in regulated exocytosis：the characteristics of cAMP-dependent enzyme secretion of parotid salivary acinar cells. Cell Signal 1998. 10：371-375.

21. Shimomura H，Imai A，Nashida T. Evidence for the involvement of cAMP-GEF（Epac）pathway in amylase release from the rat parotid gland. Arch Biochem Biophys 2004；431：124-128.

22. Proctor GB，Garrett JR，Carpenter GH，Ebersole LE. Salivary secretion of immunoglobulin A by submandibular glands in response to autonomimetic

infusions in anaesthetized rats. J Neuroimmunol 2003；136：17-24.

22a. Thaysen JH, Thorn NA, Schwartz IL. Excretion of sodium, potassium, chloride and carbon dioxide in human parotid saliva. Am J Physiol 1954；178：155-159.

23. Peng JB, Brown EM, Hediger MA. Epithelial Ca^{2+} entry channels：transcellular Ca^{2+} transport and beyond. J Physiol 2003；551：729-740.

24. Harmer AR, Gallacher DV, Smith PM. Correlations between the functional integrity of the endoplasmic reticulum and polarized Ca^{2+} signalling in mouse lacrimal acinar cells：a role for inositol 1, 3, 4, 5-tetrakisphosphate. Biochem J 2002；367：137-143.

25. Petersen OH. Localization and regulation of Ca^{2+} entry and exit pathways in exocrine gland cells. Cell Calcium 2003；33：337-344.

26. Homann V, Rosin-Steiner S, Stratmann T, Arnold WH, Gaengler P, Kinne RKH. Sodium-phosphate cotransporter in human salivary glands：molecular evidence fro the involvement of NPT2b in acinar phosphate secretion and ductal phosphate reabsorption. Arch Oral Biol 2005；50：759-768.

27. Loo DD, Wright EM, Zeuthen T. Water pumps. J Physiol 2002；542：53-60.

28. Agre P, King LS, Yasui M, Guggino WB, Ottersen OP, Fujiyoshi Y, Engel A, Nielsen S. Aquaporin water channels—from atomic structure to clinical medicine. J Physiol 2002；542：3-16.

29. Song Y, Verkman AS. Aquaporin-5 dependent fluid secretion in airway submucosal glands. J Biol Chem 2001；276：41288-41292.

30. Thorn P, Lawrie AM, Smith PM, Gallacher DV, Petersen OH. Ca^{2+} oscillations in pancreatic acinar cells：spatiotemporal relationships and functional implications. Cell Calcium 1993；14：746-757.

31. Marty A. Calcium release and internal calcium regulation in acinar cells of

exocrine glands. J Membr Biol 1991；124：189-197.

32．Dawson LJ，Christmas SE，Smith PM. An investigation of interactions between the immune system and stimulus-secretion coupling in mouse submandibular acinar cells. A possible mechanism to account for reduced salivary flow rates associated with the onset of Sjögren's syndrome. Rheumatology 2000；39：1226-1233.

33．Caulfield VL，Balmer C，Dawson LJ，Smith PM. A role for nitric oxide-mediated glandular hypofunction in a non-apoptotic model for Sjögren's syndrome. Rheumatology 2009；48：727-733.

3

唾液流率和成分的影响因素

C. Dawes

本章内容包括非刺激性唾液（unstimulated saliva）（无外源性刺激时的持续性分泌）和刺激性唾液（stimulated saliva）（通常由咀嚼或味觉刺激引起的分泌）的流率和成分差异，唾液流率和成分的影响因素及其生理功能。

非刺激性唾液

非刺激性全唾液是指在缺乏味觉或咀嚼等外界刺激时存在于口腔内的混合分泌液。它主要包括腮腺、下颌下腺、舌下腺以及小唾液腺的分泌液，但同时也包含有龈沟液、脱落上皮细胞、细菌（bacteria）、白细胞（主要来自龈沟），并可能有食物残渣、血液以及病毒。非刺激性全唾液的收集方法如下：通常安排患者静坐，低头，口微张，使唾液在规定时间内通过下唇流入烧杯或者类似的收集容器；或者也可让患者在避免吞咽的情况下，以固定的时间间隔将唾液吐入收集容器内。但是吐取法收集到的唾液，其细菌和脱落上皮细胞的含量较自然流出法收集到的唾液要高。测量得到的唾液流率实际上是不同唾液腺的分泌量减去存在口呼吸时的唾液蒸发量以及测量期间黏膜吸收量的差值[1]。

针对健康人群的几个较大样本量的研究得出全唾液的平均流率为0.3～0.4ml/min（表3.1），但是正常值范围较大，一些样本的唾液流率很低但是并无口干主诉。如此大的正常值范围使得判断一个特定个体是否有异常的唾液流率偏低很难。除非完全无唾液，否则判断患者是否存在口干

43

表 3.1　健康人群中的非刺激性唾液流率（ml/min）（参考文献见 Dawes[2]）

研究者	唾液类型	样本量	均值（ml/min）	标准差*
Andersson et al.（1974）	全唾液	100	0.39	(0.21)
Becks and Wainwright（1943）	全唾液	661	0.32	(0.23)
Heintze et al.（1983）	全唾液	629	0.31	(0.22)
Shannon and Frome（1973）	全唾液	50	0.32	(0.13)
Shannon（1967）	腮腺	4589	0.04	(0.03)
Enfors（1962）	下颌下腺	54	0.10	(0.08)

*注：较大的标准差意味着正常值的范围较大。

燥症的依据只能是患者的主观症状。不过唾液流率低于 0.1ml/min 被认为可以作为判断唾液不足的客观依据。

　　对于特定个体而言，是否出现了有害的变化比唾液流率高还是低更为重要。内科医生通常会通过测量患者的血压决定接下来做什么检查，但是口腔科医师并不常规测量患者的唾液流率，当患者主诉口干时，医生无法判断患者是否真正出现了唾液流率的降低，因此把唾液流率作为口腔科常规检查的一部分会有一定的好处。正如有人唾液流率很低但是并无不适感觉一样，有的患者唾液流率在正常值范围却主诉口水过多。这种情况通常是由于吞咽的问题造成的，而非真正的唾液流率过高。

影响非刺激性唾液流率的因素（表 3.2）

水化程度

　　这可能是最重要的影响因素。当机体的水含量降低 8% 时，唾液流率将降至 0。一个体重 70kg 的人，体内含有约 50kg 水，8% 的脱水意味着丢失 4L 水。程度相对较轻的脱水也能够导致唾液流率下降，而过度水化则会增加唾液流率。

表 3.2　影响健康受试者非刺激性唾液流率的因素

主要因素 *	次要因素
水化程度	性别
体位	年龄（15 岁以上）
光线	体重
前期刺激	腺体体积
昼夜节律	生理作用——想到 / 看到食物
四季节律	功能刺激?

* 注：对第一列中所列因素进行评价时应确保唾液收集的标准化。

体位和光照条件

唾液流率随体位而变化，人在站位时唾液流率最高，坐位次之，仰卧最低。当受试者被蒙住眼睛，或者在黑暗环境中时，唾液流率下降 30% ~ 40%。但是有研究发现，盲人的唾液流率并不比视力正常者低，这可能意味着盲人最终适应了入眼光线的缺乏。

生物性节律（biological rhythms）

昼夜节律是指以 24h 为周期的节律，包括体温和唾液流率的节律[3]。体温和唾液流率在黄昏时达到最高（峰值），而在睡觉时唾液流率几乎降至 0（图 3.1）。因此在收集唾液时统一时间标准非常重要。这种昼夜节律对于指导口腔卫生同样具有重要的临床意义。最重要的刷牙时间应该是夜里睡觉前，因为菌斑（dental plaque）和食物残渣的存在以及睡觉期间明显降低的唾液流率共同为龋齿（caries）的发生提供了理想的环境。

一项研究发现腮腺唾液流率的年节律，峰值出现在冬季。这项在田纳西州进行的研究每月测量超过 300 名受试者，但是每位受试者在整个研究期间仅被采集腮腺唾液一次。大约 35% 的低值出现在夏季，研究者认为

非刺激性唾液流率的昼夜节律（15 例受试者数据构成的平均余弦曲线）

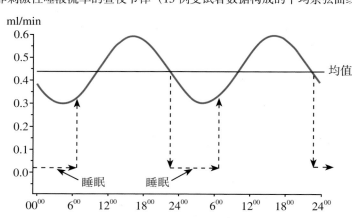

图 3.1　非刺激性唾液流率的昼夜节律和从 23 ∶ 00 到 07 ∶ 00 的睡眠（虚线）的理想化作用（来自 Dawes[2]）

原因在于机体的脱水。近期在斯里兰卡进行了一项研究，通过每个月对 46 例受试者进行非刺激性唾液流率的测量，也发现了年节律的存在，而当地每个月的环境温度变化只有 2℃。虽然其整体的节律变化较在田纳西进行的研究小，其流率的最低值同样出现在温度最高时。很难判断这些研究结果是否意味着夏季较冬季更易患龋齿，因为龋齿的发展需要一个相当长的过程，通常需要数年时间。

药物

　　许多种类药物的不良反应可导致唾液流率降低。它们可作用于脑桥和髓质中司唾液分泌的中枢，或者直接作用于唾液腺（参见第 4 章）。

心理刺激

　　对于人类而言，想到或见到食物并非刺激唾液分泌的重要因素。表面上看，人在想到食物时会分泌唾液，但实际上可能仅仅是在两次吞咽之间注意到了口底唾液池的存在。尽管少数研究者在视觉刺激下测到了轻度的唾液流率升高，但其他研究均未发现类似作用。因此，总体来讲，想到或者看到食物对刺激唾液分泌的作用微乎其微。

功能性刺激

规律性刺激如咀嚼口香糖是否能够引起非刺激性唾液流率的增加，尚需进一步的研究。不过现有研究已证实这种刺激能够引起刺激性唾液流率的增加（详述见后）。

刺激性唾液

这种唾液是在受到咀嚼或者味觉刺激，或者其他不常见刺激如药物（如匹鲁卡品）或呕吐中枢兴奋时分泌的。数项研究针对健康人群刺激性唾液流率进行了测量，结果显示出较大的个体差异（表 3.3）。但是研究者们使用的刺激方式不同，因此需要就适用于实验的刺激方式达成共识，有助于比较不同研究的结果。

表 3.3　健康人群的刺激性唾液流率（ml/min）（参考文献见 Dawes[2]）

研究者	唾液类型	刺激方式	样本量	均值（ml/min）	标准差
Heintze et al. (1983)	全唾液	石蜡	629	1.6	(2.1)
Shannon and Frome (1973)	全唾液	口香糖	200	1.7	(0.6)
Shannon et al. (1974)	腮腺	葡萄味糖果	368	1.0	(0.5)
Mason et al. (1975)	腮腺	柠檬汁	169	1.5	(0.8)
Ericson et al. (1967)	下颌下腺	1% 柠檬酸	28	0.8	(0.4)

刺激性唾液流率的影响因素

许多因素（表 3.4）影响刺激性唾液流率，对于全唾液来说，其流率平均最高可达 7ml/min。

机械性刺激

在没有任何味觉时（见图 3.2 中口香糖胶基的结果），单纯的咀嚼动作也能够刺激唾液分泌，不过同合并有柠檬酸的味觉刺激相比，其增加的程度较低。有意思的是，有节律地咬紧轻微分隔牙齿用的橡胶块能够增加唾液流率，但是单纯紧咬牙并不能引起分泌增加。咀嚼还能搅拌混合口腔内容物，从而一定程度上帮助口内不同种类的唾液均匀分布。对咽喉部的机械刺激（咽反射）也能够增加唾液分泌。

呕吐

呕吐前及呕吐时唾液流率会增加。但不幸的是，流率增加带来的唾液缓冲能力的增强并不足以保护牙齿免遭胃酸的腐蚀，尤其是对于那些患有慢性贪食症或者胃食管反流（gastro-oesophageal reflux disease，GORD）的患者。

表 3.4　影响刺激性唾液流率的因素

刺激的性质	腺体大小
机械性	单侧刺激
味觉	呕吐
药物性	嗅觉
摄食	吸烟
	咽反射

咀嚼口香糖或口香糖胶基对唾液流率的影响

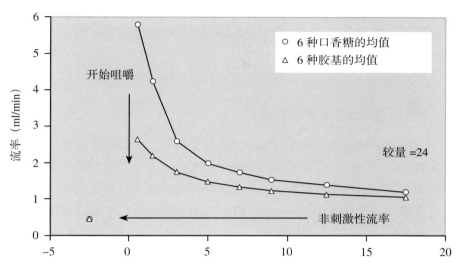

图 3.2　6 种口香糖或口香糖胶基对于全唾液流率的影响。非刺激性唾液在开始于 0 时刻的咀嚼口香糖或口香糖胶基刺激之前 5min 开始

味觉或嗅觉刺激

在 5 种基本味道中，酸味物质是最有效的唾液分泌刺激剂，其他 4 种味道分别是咸、苦、甜、鲜。其中鲜味来自于对谷氨酸钠受体的刺激。一项针对不同浓度柠檬酸的研究 [4] 发现，5% 的柠檬酸能够引起平均最高达 7ml/min 的唾液流率。研究中使用柠檬酸持续充满口腔，并用一层石蜡膜保护牙齿避免酸的腐蚀。临床上为评估唾液分泌功能低下患者的残余腺体分泌能力，可以使用 3% 的柠檬酸溶液以固定的时间间隔涂布于患者舌头，这样可以使得刺激的程度标准化。如果味觉刺激被固定于口内而不挪动，唾液流率降至刺激前水平的半衰期是 11s。但是如果味觉刺激物不断地移动去兴奋新的味觉感受器，那么高流率就可以维持。

出于研究的目的，可以使用酸味糖果（甜食），从而使得插管的单个腺体的刺激性唾液流率标准化。患者照着镜子使用一个带有刻度的管子收集唾液，可以借助一个秒表来计算唾液流率，并且可以通过改变吮吸糖果的强度进一步调整。将唾液流率的生理最大值标准化有助于研究许多其他因素对于唾液成分的影响 [3,5]。

嗅觉刺激和吸烟刺激增加唾液分泌的效果比味觉刺激要差。

性别、腺体大小和单侧刺激

大多数研究证实，女性的唾液流率较男性低。近期一项研究 [6] 借助三维 MRI 技术发现女性的大唾液腺体积比男性小。单个腺体的最大刺激性唾液流率与其体积大小直接相关，但是尚不清楚为何女性需要的非刺激性唾液比男性少（见第 5 章）。对于习惯于单侧咀嚼（例如咀嚼口香糖）的个体，在最初的增味剂被释放之后，绝大多数的唾液将由咀嚼侧腺体分泌。

年龄

15 岁之后，唾液流率与年龄变化无相关性。长期以来人们一直认为唾液流率随年龄增加而降低，原因在于其研究对象是长期用药的患者。近期的研究证实，对于不用药的健康人群，年龄对刺激性唾液和非刺激性唾液的流率均无显著影响。奇怪的是，组织学研究发现唾液腺中分泌细胞的比例随年龄增加而下降。可能是通常情况下分泌组织有一定的冗余量。不过，对于用药的老年人，使用的药物剂量越大，唾液流率下降的可能性就越高。

进食

奇怪的是，关于食物作为唾液分泌刺激剂的研究很少。有一项研究 [4] 检测了 7 种食物对唾液分泌的影响。即使是最乏味的食物（米饭），也能引起相当于 5% 柠檬酸刺激下最大唾液流率的 43%。既酸又甜的大黄派能够引起 70% 最大唾液流率的分泌。更进一步的研究发现食物本身的味觉刺激，而非机械性咀嚼刺激，是这种高分泌的主要原因。

在咀嚼口香糖时（图 3.2），最初唾液流率较高，但是在大约 10min 后，即香味和甜味基本都被释放而只剩口香糖胶基之后，唾液流率降至和单独咀嚼胶基时一样，即 2 ~ 3 倍的非刺激性唾液流率。这种咀嚼口香糖引起的唾液流率增加能够维持长达 2h，这对口干燥症的患者非常有益。即便在咀嚼 2h 之后，唾液腺功能也不会"耗竭"，此时一片新的口香糖能够再次带来类似第一片时的刺激反应（图 3.3）。

唾液流率和口腔健康

就口腔舒适度而言，非刺激性唾液流率较刺激性唾液流率更重要，因为人一天中用在吃饭上的时间有限（在一组牙科学生中平均为 54min）。不过咀嚼引起的唾液分泌增加有益于帮助清除口内的食物，而且咀嚼还有可能引起非刺激性唾液流率的增加，不过对此还需要更进一步的研究。一项

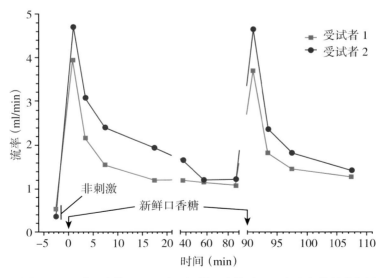

图 3.3　咀嚼口香糖 90min 后，新鲜口香糖对于唾液流率的刺激作用

使用 2 种无糖口香糖（其中一种含有氯己定）的研究发现，对于有牙齿的虚弱老年人，使用口香糖一年以上能够促进口腔健康，刺激性唾液流率能够显著上升 55% ~ 100%[7]。结果提示，在规律性刺激下，唾液腺的分泌功能可能增强。遗憾的是，该研究并未对非刺激性唾液流率进行检测。

口腔内的碳水化合物清除

唾液的主要作用之一是清除口腔内的碳水化合物（参见第 5 章），无论是刺激性唾液还是非刺激性唾液，唾液流率越高，碳水化合物的清除越快。以咀嚼口香糖为例，当口香糖中含有的甜味剂是木糖醇或山梨醇（能够被菌斑细菌以最低程度代谢）时，刺激增加的唾液流率对于清除之前进食后残余的致龋碳水化合物非常有效。

全唾液日流率

若清醒时平均非刺激性唾液流率为 0.3ml/min，16h 其总容量为 300ml。睡眠期间，最大的唾液流率降至不足 0.1ml/min，以 7h 计算，产生 40ml 的唾液。一天的平均进食时间大约为 54min，针对不同种类食物的研究结果显示，进食期间的平均唾液流率为 4ml/min[4]，因此每天进食期间产生 200ml 的唾液。所以每天产生的唾液总量为 500 ~ 600ml/24h，这远远低于许多教科书所称的 1500ml/24h。

唾液的组成成分

唾液成分受多种因素影响（表 3.5），包括分泌唾液的唾液腺类型。例如，唾液中的大多数淀粉酶（amylase）由腮腺分泌产生，而血液来源物质多由小黏液腺产生。

表 3.5　影响唾液成分的因素

人种	激素
腺体类型	妊娠
流率	基因多态性
刺激持续时间	免疫刺激
前期刺激	运动
生物节律	药物
刺激的性质	多种疾病
血浆成分（日常饮食）	

影响唾液成分的因素

不同腺体的作用

在非刺激性全唾液中，通常腮腺分泌量约占 25%，下颌下腺占 60%，舌下腺占 7% ~ 8%，小唾液腺占 7% ~ 8%。在流速非常高的刺激性唾液中，腮腺分泌起主要作用，产生约 50% 的总唾液量。

流率

影响唾液成分的主要因素是流率（图 3.4）。当唾液流率增加时，唾液 pH 值以及某些成分的浓度会上升（如蛋白质、钠离子、氯离子、碳酸氢盐），另一些成分的浓度则下降（包括镁离子和磷酸盐）。唾液中的氟化物浓度约为 $1\mu mol/L$（0.019ppm），浓度保持稳定，但是在低流率的非刺激性唾液中浓度会略有增加。表 1.2 显示了非刺激性全唾液和咀嚼刺激下的全唾液在组成成分上的诸多差异，其中绝大部分的刺激性全唾液收集于刺激开始后的 5min。

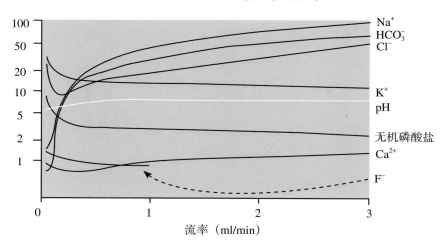

唾液流率对腮腺分泌液成分浓度的影响

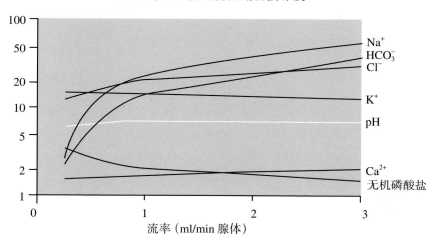

唾液流率对下颌下腺分泌液成分浓度

图 3.4   唾液流率对于腮腺和下颌下腺分泌液成分浓度的影响

刺激持续时间

当唾液流率保持恒定时，唾液的组成成分取决于刺激的持续时间[5]。因此在固定的流率下，开始 2min 收集的唾液其成分同 10 ~ 15min 收集的唾液会有不同。例如，随着刺激的持续，碳酸氢盐的浓度逐渐上升，而氯离子的浓度开始上升然后出现下降，呈现倒数模式。唾液的成分还与腺体在检测之前是否曾受其他刺激密切相关。

刺激的性质

不同类型刺激对于唾液组成成分的影响，主要源于他们对于唾液流率的影响。当 4 种基本味觉刺激（咸、酸、苦、甜）下的唾液流率一样时，刺激类型的不同对于腮腺分泌液的电解质成分并无影响。不过与其他刺激相比，咸味刺激引起蛋白质含量显著升高，引起此现象的生理学基础并不清楚。这种升高是所有种类蛋白质的升高，不同的刺激并不带来不同种类蛋白质的分泌。

酸是最强烈的唾液分泌刺激因素，其能够引起一种碱性分泌液的产生。之前曾认为这种现象是一种针对刺激性质的有益调节。但是目前已知唾液的 pH 值变化主要依赖于唾液流率，同刺激的性质并无相关。

昼夜节律

同唾液流率一样，唾液组成成分具有明显的节律性变化[3]。例如，钠离子和氯离子的含量在早晨达到峰值，而钾离子含量的节律同他们有着 12 小时的相位差。蛋白质浓度的峰值出现在午后。因此对于纵向研究而言，统一唾液的收集时间具有重要意义。

唾液和味觉

在唾液最初被唾液腺腺泡细胞分泌时，其电解质成分类似于血浆超滤液。当唾液流经唾液腺导管时，腺体重吸收所有的氯化钠及绝大部分的碳酸氢盐，并分泌钾离子（图 3.5）。当唾液最终从主导管口到达口腔时，其渗透压仅有血浆及腺泡细胞内的 1/6。

唾液腺为何要费尽周折去分泌低渗的唾液呢？可能的原因是为味觉感受提供便利。味蕾能够迅速适应口腔内任何溶液的味觉，当然也包括唾液。如果唾液的含盐量同血浆一样（血浆中含盐量很高），那么我们将无法品尝出低于血浆中氯化钠含量的咸味。因此唾液产生过程中对于钠离子和氯离子的重吸收及由此产生的低渗唾液，有利于我们对于咸味的品尝。

非刺激性唾液尤其有利于我们品尝具有咸、甜、酸、苦和鲜中某种味

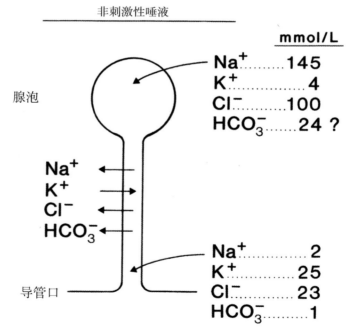

图 3.5　腮腺的非刺激性唾液流经导管时电解质浓度的变化

道的低浓度物质。除了钠离子和氯离子（咸味）含量低之外，非刺激性唾液的葡萄糖（甜味）、碳酸氢盐（用于缓冲酸）、尿素（苦味）的含量也很低。表 3.6 显示了 NaCl、HCl、NaHCO₃、蔗糖，以及尿素的味觉辨识阈值浓度同其相应的血浆及非刺激性唾液中浓度的比较。只有血浆中的钠离子和氯离子的含量比它们的味觉辨识阈值高。

唾液的缓冲（buffering）作用

蛋白质

唾液中蛋白质的含量仅仅是血浆中含量的 1/30，并且由于具有酸性或碱性侧链的氨基酸太少，对于口腔内的 pH 值并无明显缓冲作用。牙菌斑的缓冲作用在第 6 章讨论，唾液中的不同种类的蛋白质在第 7 章讨论。

磷酸盐

尽管相对于血浆中约 1mmol/L 的含量而言，非刺激性全唾液中磷酸盐的浓度可达 5 ~ 6mmol/L，但是其含量仍不足以产生明显的缓冲作用。非刺激性唾液的 pH 值低于磷酸的二级解离常数 7.2，因此绝大多数的磷酸根以 $H_2PO_4^-$ 的形式存在，除非 pH 值接近 2.1（即磷酸的一级解离常数），否

表 3.6　血浆和非刺激性全唾液的成分[*]同味觉辨识阈值的关系

	咸 Na⁺	Cl⁻	酸 H⁺	HCO₃⁻	甜 葡萄糖	苦 尿素
血浆	145	101	4×10^{-5}	24	4.5	6
唾液	6	16	1×10^{-4}	5	0.08	4
味觉辨识阈值	(NaCl)	(HCl)		(NaHCO₃)	(蔗糖)	(尿素)
	12	—	0.8	10	30	90

[*]注：所有浓度单位均为 mmol/L。

则无法接受另外一个氢离子。

碳酸氢盐

这是唾液中最重要的缓冲系统，但仅限在高唾液流率时，在对抗牙菌斑产酸过程中发挥重要作用。其含量变化较大，从非刺激性腮腺分泌液的不足 1mmol/L 直到高唾液流率时将近 60mmol/L，其中咀嚼口香糖引发的刺激性全唾液的碳酸氢盐含量约为 15mmol/L。因此，对于非刺激性唾液，碳酸氢根离子的含量太低，难以发挥有效缓冲作用。不过对于胃食管反流症患者，仍有利于清除来自食管的酸。

pH 值

唾液 pH 值取决于其中碳酸氢盐含量，碳酸氢盐的增加会导致 pH 值的增加。pH 值同碳酸氢盐浓度的关系可由 Henderson-Hasselbalch 方程计算，$pH=pK+\log[HCO_3^-]/[H_2CO_3]$，其中 pK 值（约为 6.1）和 $[H_2CO_3]$ 浓度（约为 1.2mmol/L）不受唾液流率变化影响，后者同二氧化碳分压保持平衡，唾液中的二氧化碳分压同静脉血接近。在测量唾液 pH 值时，需注意避免唾液暴露于大气中，否则二氧化碳会挥发，从而人为导致 pH 值升高。在唾液流率很低时，腮腺分泌液的 pH 值可低至 5.3，而在非常高的流率时可高至 7.8。因此，唾液分泌过少的个体因碳酸氢盐浓度低，其唾液 pH 值也会比较低，唾液的缓冲能力也较低（图 3.4）。

尿素

唾液中的尿素浓度（约 4mmol/L）稍低于血浆中的浓度。尿素能够从唾液中扩散至牙菌斑中，菌斑中的细菌脲酶能够将其转化为二氧化碳和氨，后者能够引起唾液 pH 值升高。计算机模拟显示，在唾液中缺乏尿素时，Stephen 曲线（参见第 6 章）中 pH 的最小值会下降约 0.5pH 单位。尿毒症患者龋齿较少，而结石（calculus）多，静息状态下，牙菌斑中的 pH

值可高达 9。

钙和磷酸盐浓度

钙离子、三价磷酸根（PO_4^{3-}）离子以及氢氧根离子共同作用，保持唾液相对于牙齿无机物处于饱和状态，从而在促进牙齿矿化及阻止龋齿或牙齿腐蚀上发挥重要作用（参见第 8 章）。

相比血浆（钙 =2.5mmol/L；无机磷 =1mmol/L），唾液（表 1.2）中钙离子浓度更低而磷酸盐浓度更高。唾液中磷酸盐浓度高的原因并不确定。此外，不同腺体分泌液的钙离子和磷酸盐的浓度并不相同。例如，同下颌下腺相比，腮腺分泌液的钙离子浓度更低而磷酸盐浓度更高（图 3.4），而小唾液腺分泌液的磷酸盐浓度非常低（约 0.4mmol/L）。

磷酸盐浓度在唾液流率较高时会出现下降（图 3.4 和表 1.2），这似乎对牙齿不利，因为它可能会引起唾液相对于牙齿无机物而言处于不饱和状态。不过，当唾液流率增加时，碳酸氢盐浓度以及唾液 pH 值也会增加。高 pH 值能够改变 4 种不同磷酸根离子（H_3PO_4、$H_2PO_4^-$、HPO_4^{2-}、PO_4^{3-}）的组成比例，因此，伴随着总的磷酸盐浓度的下降，$H_2PO_4^-$ 浓度下降，HPO_4^{2-} 浓度轻度增加，PO_4^{3-} 浓度显著增加。而对于牙齿矿物质的溶解度而言，PO_4^{3-} 正是最重要的磷酸根离子类型（参见第 8 章）。因此当唾液流率从非刺激时的水平上升到高水平时，尽管总的磷酸盐浓度随唾液流率增加而下降，但是 PO_4^{3-} 的实际浓度会有所上升（图 3.6）高达 40 倍[5]。

因此，当我们考虑唾液中决定牙齿矿物质溶解度的离子积的构成时，所有 3 种成分（Ca^{2+}、PO_4^{3-}、OH^-）均随着唾液流率升高而增加。所以说唾液流率越高，越能降低对牙齿的去矿化作用，促进牙齿的再矿化。不过，这也意味着唾液流率越高，牙结石出现的可能性越大（更多内容见第 8 章）。

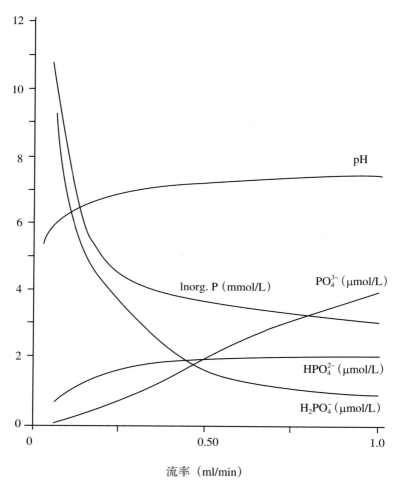

图 3.6　唾液流率对于腮腺分泌液中不同种类无机磷酸根离子浓度的影响。注意 PO_4^{3-} 的浓度单位是 μmol/L，而其他成分的浓度单位均是 mmol/L

小唾液腺的分泌液

小唾液腺分泌液与大唾液腺（下颌下腺、舌下腺及腮腺）有诸多不同。由于黏液含量较高，分泌液极其黏稠，磷酸盐含量很低，不含碳酸氢盐，因此其缓冲能力很低，pH 值接近中性。小唾液腺分泌液中的主要离子是钠离子、钾离子和氯离子，小唾液腺分泌液是口腔中 IgA 的主要来源。据报道，小唾液腺分泌液的氟化物浓度数倍于全唾液或大唾液腺分泌液。不过，尽管小唾液腺分泌液同绝大部分口腔黏膜或硬组织有着密切接触，但是由于收集困难，因此对于小唾液腺分泌液的研究很少。

总结——临床关注点

唾液流率在夜间接近于 0。最大可能的致龋事件是人们晚上进食糖类食物后不刷牙直接睡觉。

口腔医生需要注意，许多患者可能正在服用一些药物（如 β- 受体阻滞剂），而这些药物可能会导致唾液流率的下降，从而使得该部分患者更容易患龋。

唾液流率升高时，若这种唾液分泌的刺激源不含酸或额外的糖，就会引起唾液 pH 值上升及碳酸氢盐含量增加，对牙菌斑 pH 值发挥有利作用。升高的唾液流率有利于清除口腔内的糖类并在口腔表面形成一层薄膜（参见第 5 章）。碳酸氢盐能渗入牙菌斑，通过缓冲作用中和菌斑内的酸，为早期龋的再矿化提供更多时间。

口腔医生应该以适当的间隔时间测量记录患者的非刺激性唾液流率，以便为将来的比较研究提供基线数据。唾液流率非常低时，龋齿的易感性增加，提示医生应给予预防措施。

（苏家增　译）

参考文献

1. Dawes C. How much saliva is enough for avoidance of xerostomia? Caries Res 2004；38：236-240.

2. Dawes C. Physiological factors affecting salivary flow rate，oral sugar clearance，and the sensation of dry mouth in man. J Dent Res 1987；66：648-653.

3. Dawes C. Rhythms in salivary flow rate and composition.Int J Chronobiol 1974；2：253-279.

4. Watanabe S，Dawes C. The effects of different foods and concentrations of citric acid on the flow rate of whole saliva in man.Arch Oral Biol 1988；33：1-5.

5. Dawes C. The effects of flow rate and duration of stimulation on the condentrations of protein and the main electrolytes in human parotid saliva. Arch Oral Biol. 1969；14：277-294.

6. Ono K，Morimoto Y，Inoue H，Masuda W，Tanaka T，Inenaga K. Relationship of the unstimulated whole saliva flow rate and salivary gland size estimated by magnetic resonance image in healthy young humans. Arch Oral Biol 2006，51：345-349.

7. Simons D，Brailsford SR，Kidd EA，Beighton D. The effects of medicated chewing gums on oral health in frail older people：a 1-year clinical trial. J Am GeriatrSoc 2002；50：1348-1353.

延伸阅读

1. Dodds MWJ，Johnson DA，Yeh C-K. Health benefits of saliva：a review. J Dent 2005；33：223-233.

2. Mandel ID. The role of saliva in maintaining oral homeostasis. J Am Dent

Assoc 1989；119：298-304.

3. Nauntofte B，Tenovuo JO，Lagerlof F：Secretion and composition of saliva. In：Fejerskov O，Kidd E，eds. Dental Caries. The Disease and Its Clinical Management. ：pp. 7-27. Oxford：BlackwellMunksgaard，2003.

4

口干燥症和唾液腺功能减低：病因、诊断、临床表现和治疗

Mahvash Navazesh

　　唾液在维护口咽系统健康方面起着重要作用。主观上感觉口干和客观上检查唾液腺分泌减低，在临床上非常常见，尤其是抵抗力偏低的老年人群。它可能导致食物以及饮料的摄入减少、各种各样的口腔疾病、机体的防御能力减低等（表 4.1）。持续性唾液腺功能减低可能造成永久性的口咽系统紊乱，并影响患者的生活质量[1,2]。

　　由于研究设计及研究人群的不同、"口干燥症"以及"唾液腺功能减低"术语的混淆使用、诊断标准及测量方法不同、样本量较小等因素的干扰，很难对口干燥症及唾液腺功能减低做出全球性评估。但总的来说，口干燥症和唾液腺功能减低的患病率随年龄增长而增加；在大于 65 岁的人群中，超过 30% 的人受此困扰。

表 4.1　与唾液腺功能减低相关的口咽系统并发症	
龋齿	咀嚼困难
唇部干燥	口咽部白色念珠菌病
口腔干燥	义齿固位不良
味觉障碍	睡眠障碍
吞咽困难	语言障碍
牙龈炎	创伤性口腔病损
口臭	

口干燥症和唾液腺功能减低（salivary glard hypofunction）的病因多种多样（表 4.2），其中以药物性因素最为常见，因为大多数老年人都在服用至少一种可能引起唾液腺功能减低的药物。然而，服药老年人群中口干燥症的真实患病率很难估算。舍格伦综合征是一种自身免疫性疾病，在老年人群中患病率约为 1% ~ 4%，这类患者中口干燥症的患病率近乎100%。头颈部肿瘤的放射治疗可能导致永久性口干燥症，且当放射剂量超过 25Gy 时，口干燥症的患病率几乎达到 100%。但是比起药物性口干燥症，放疗致口干燥症的患者毕竟占少数。例如，在美国，2010 年新诊断出36 540 例头颈部肿瘤患者，其中大部分需要放射治疗并可导致永久性唾液腺功能减低和口干燥症。而养老院中口干燥症的患病率从 16% 到 72% 不等 [3]。将有口干燥症表现和口干燥症主诉的人数相加，可得出前述大于 65岁人群中口干燥症患病率接近 30% 这一结果。

到 2011 年，美国婴儿潮期间出生者中，年龄最长者已到 65 岁，年龄最轻者也将于 2029 年到达 65 岁。2000 年大于 65 岁人群占 12.4%，截止到 2030 年这一比例预计将达到 19%。

在年龄高于 65 岁的人群中，近 80% 患有至少一种慢性疾病，50% 患有两种或两种以上慢性疾病。高血压、心脏病、糖尿病、关节炎及癌症是

表 4.2 口干燥症及唾液腺功能减低的病因

病因	举例
药物	抗胆碱药、三环类抗抑郁药、镇静药、安神药、抗组胺药、抗高血压药、细胞毒类药物、抗帕金森药、抗癫痫药、肌松药
口腔疾病	急慢性腮腺炎、唾液腺结石病、黏液囊肿、部分 / 全部唾液腺阻塞性疾病
系统性疾病	流行性腮腺炎、舍格伦综合征、糖尿病、HIV 感染或艾滋病、硬皮病、结节病、狼疮、阿尔茨海默病、脱水、移植物抗宿主病、丙肝病毒感染
头颈部放疗	

老年人最常见的几种慢性病。这些疾病本身以及用于疾病治疗的药物均可能造成唾液腺结构和功能的损伤，并最终导致口干燥症状或临床检查中发现唾液腺功能减低。超过 400 种药物的潜在不良反应中包括口干。2011 年 5 月，美国食品药品监督管理局（FDA）将"口干"列入到消费者健康信息中。

口干燥症和唾液腺功能减低的病因

唾液腺疾病

唾液腺疾病的口腔源性病因可大致分为 3 类：感染性、非感染性及肿瘤性疾病（表 4.3）[4]。在由药物治疗、头颈部放射治疗、系统性疾病或脱水等因素导致口干燥症的老年人中，细菌感染甚为常见。在抗生素出现以前，疾病终末期或脱水患者常发生急性腮腺炎，并可导致脓毒症，甚至死亡。慢性腮腺炎亦不少见，多由腮腺导管阻塞继而细菌定植引起。唾液腺细菌感染的临床表现包括肿胀、唾液腺导管溢脓及疼痛。

表 4.3　唾液腺疾病病因分类

疾病	病因
感染性	
急性唾液腺炎	唾液腺功能减低：继发于脱水、虚弱、药物治疗。细菌种类：金黄色葡萄球菌、酿脓链球菌、肺炎链球菌、大肠埃希菌
慢性复发性唾液腺炎	细菌种类（见急性腮腺炎）
病毒性唾液腺炎	副黏液病毒、巨细胞病毒
非感染性	
唾液腺导管扩张	唾液腺功能减低：继发于脱水和全麻术后
唾液腺结石病	唾液腺功能减低：继发于脱水、虚弱、药物治疗、代谢性疾病及不良口腔卫生
唾液腺病	营养不良、酒精性肝硬化、糖尿病、高脂血症

续表

黏液性囊肿	分泌导管堵塞
黏液囊肿	小唾液腺导管损伤，黏液溢出进入结缔组织中
肿瘤	
良性肿瘤 　多形性腺瘤 　单形性腺瘤	
恶性肿瘤 　腺样囊性癌 　黏液表皮样癌 　腺泡细胞癌 　恶性混合性肿瘤 *	

*注：出现在多形性腺瘤及鳞状细胞癌的癌变

病毒感染可发生于任何年龄，其中以免疫功能低下者易感，且最常累及腮腺。流行性腮腺炎是由副黏液病毒引起的，表现为儿童双侧腮腺肿大。巨细胞病毒感染症状较轻且无特异性，多见于成人。

非感染性（或反应性）病因中最常见的是唾液腺导管阻塞，可分为急性和慢性。急性唾液腺炎多由部分或全部导管突然出现阻塞（例如结石）引起，而慢性复发性腮腺炎则多由先前的感染和（或）导管瘢痕挛缩所致。

黏液囊肿是下唇最常见的反应性病损，多由局部创伤引起。当小唾液腺导管出现损伤，黏液可能进入周围结缔组织中，继而出现黏膜下光滑无痛的结节。舌下腺以及下颌下腺的黏液性囊肿又称蛤蟆肿，其中后者极少见。它表现为单侧局限性病损（导管阻塞后囊性扩张）或口外型病损（唾液外渗并疝入口底组织和下颌舌骨肌）。两种类型的舌下腺囊肿均需手术切除腺体或行囊肿袋形术。

结石最常累及下颌下腺导管系统，是黏液栓子及细胞碎屑钙化形成的，常继发于脱水或腺体分泌功能不活跃时。腮腺导管系统较少发生结石，舌下腺及小唾液腺结石罕见。

大多数唾液腺肿瘤为上皮源性良性肿瘤，也可能为临近组织结构发生的肿瘤（脂肪、神经、血管、淋巴结、淋巴管）。绝大多数的唾液腺良性肿瘤发生于腮腺，其中以多形性腺瘤为主（80%[①]）。良性肿瘤多发生于单侧，表现为腮腺下极的无痛性肿块，生长缓慢，边界清楚，包膜完整。唾液腺恶性肿瘤的发病率随年龄增长而增加，且更常见于下颌下腺和舌下腺。下颌下腺和舌下腺的上皮源性肿瘤只有 50% 为良性[5][②]。

黏液表皮样癌是最常见的唾液腺恶性肿瘤，其次为腺样囊性癌、腺泡细胞癌、腺癌、鳞状细胞癌和多形性腺瘤恶变。小唾液腺恶性肿瘤最常见于腭部，其次为上唇[③]。腺样囊性癌可以沿神经浸润性生长，其十年生存率较高，但远期死亡率与其他恶性肿瘤相似。唾液腺恶性肿瘤临床上可表现为肿胀、面瘫、疼痛及麻木等。

系统性疾病

多种系统性疾病与口干燥症或唾液腺功能减低相关（表 4.2），其中以舍格伦综合征最为常见。舍格伦综合征好发于 40 ~ 50 岁女性[6]，可分为原发性和继发性两种。前者主要临床表现为口干燥症和眼干燥症，是由唾液腺和泪腺功能进行性减退引起的；后者是在患有另一种结缔组织病（如类风湿性关节炎、系统性硬化症、系统性红斑狼疮）的基础上，同时累及一个或多个上述外分泌器官。病变腺体淋巴细胞浸润增加，炎症不断进展，最终导致腺泡变性、坏死、萎缩，腺体实质完全破坏。舍格伦综合征的诊断需唾液腺、泪腺的客观检查，血清学指标及口干燥症或眼干燥

译者注

①北京大学口腔医院 1963—2012 年数据为 65.79%，另后述"腮腺下极"为腺淋巴瘤典型表现，非多形性腺瘤。

②下颌下腺上皮源性肿瘤中只有 50% 左右为良性，而舌下腺中这一比例仅为 10%。

③其次为磨牙后腺，上唇少见。

症的主诉等多方面因素结合方可确立 [7]。

其他与舍格伦综合征相关并能引起唾液腺功能减低的自身免疫病包括类风湿性关节炎、硬皮病和狼疮。HIV 携带者及艾滋病患者，由于疾病本身伴发的淋巴细胞破坏腺体，加之药物的不良反应，常出现唾液腺功能减低。糖尿病也会引起唾液分泌的改变，研究表明，唾液腺功能减低与血糖控制不佳、周围神经病变具有相关性。阿尔茨海默病、帕金森病、中风、囊性纤维化、丙肝以及脱水均会抑制唾液分泌。

以往观点认为，唾液分泌功能随着年龄的增长而减退，然而研究发现，健康老年人的大唾液腺分泌量并未显著减少。上述观点现在已经得到广泛认同 [8]。有学者报道称唾液中的某些成分存在增龄性减少，而另一些研究表明，在不存在主要系统性疾病及药物治疗的情况下，唾液中的电解质及蛋白质是稳定不变的。诸多系统性疾病（如舍格伦综合征）及治疗（药物治疗、头颈部放疗、化疗）均能造成老年人明显的唾液腺功能减低（表 4.2）[9,10]。研究表明，老年人的唾液腺对于药物的不良影响比年轻人更加敏感脆弱 [11]，这也进一步证实了老年人群中，尤其是进行药物治疗的老年人中，口干燥症的患病率明显升高。

药物治疗

处方药及非处方药的应用是引起唾液腺功能减低及口干燥症的最常见原因。例如，80% 的常用处方药物可能引起口干燥症 [12]，超过 400 种药物有导致唾液腺功能减低的副作用 [10]。处方药的服用随年龄而增加，超过 75% 的 65 岁以上老年人服用至少一种处方药。服用的处方药增加，口干燥症也相应增加。

抗胆碱药是最常见的引起唾液腺功能减低的药物，它们能抑制乙酰胆碱与腺泡细胞上的 M 受体结合，进而从初始步骤阻断了一连串生理反应级联，最终抑制了水通过腺泡细胞分泌进入导管及口腔的过程。重要的是，任何抑制神经递质与腺泡细胞膜受体结合或离子转运途径的药物均有可能影响唾液分泌的质和量。这些药物包括三环类抗抑郁药、镇静药、抗组胺药、抗高血压药（α 及 β 受体阻断药、利尿药、钙通道阻滞药、血管紧张素转化酶抑制剂）、细胞毒类药物、抗帕金森药、抗癫痫药[10]。

　　唾液腺功能减低也与用于癌症治疗的化疗药有关，在化疗期间或刚结束时即可出现。尽管多数患者的唾液腺功能可以恢复到化疗前水平，但也有一些关于远期功能改变的报道。用于甲状腺癌治疗的放射性同位素 [131]I 也可引起腮腺的分泌功能减低，而且这种影响是剂量依赖的，原因是碘化物在腮腺中浓聚，浓度高于血液，而类似影响在下颌下腺中尚未发现。

头颈部放射治疗

　　放射治疗（radiation therapy）是头颈部恶性肿瘤的常用治疗方法，可引起永久性的唾液腺功能减低和口干燥症[13]。浆液性腺泡对于放射线非常敏感，其次是黏液性腺泡。恒河猴的实验结果表明，经放射线照射的浆液性腺体中，分裂间期的细胞会发生凋亡。随着放射剂量的增加以及放射时间的延长，浆液性腺泡细胞变性几率增加，即低剂量时细胞凋亡，高剂量时出现坏死。在放射治疗的前一周内（照射剂量为 10Gy），唾液流率可减少 60% ～ 90%；若放射总剂量低于 25Gy，唾液流率可恢复至正常水平[14]。

　　放射治疗开始后一周，患者会发现唾液变得黏稠，这是因为浆液性细胞功能受损导致水分泌减少。黏液细胞最终也会受到影响，唾液分泌总量减少[13]。如上所述，放射治疗对于腺体的损伤程度与局部组织接受的放射剂量密切相关。

口干燥症和唾液腺功能减低的诊断

主观感受及问卷调查

　　患者的主诉对口干燥症诊断的确立有高度的提示作用，并可通过问卷进一步明确（表 4.4）。值得注意的是，即使存在唾液腺功能减低，患者的主诉也可能并不是"口干"。因此，无"口干"主诉并不意味着唾液分泌量正常。常见的口干燥症状多出现在进食时，包括味觉的改变、咀嚼及吞咽困难，这些症状在进食干食及无水送服时尤为明显（表 4.4）。患者还可能主诉义齿固位不良、口臭、口痛以及不能食用酸辣刺激性食物等问题[9]。夜间口干也很常见。在睡眠时，唾液分泌量达到生理节律的最低值，也可能因为口呼吸而加重不适感[15]。

表 4.4 口干燥症状问卷调查

问题	回答	参考文献
你有吞咽困难吗？	是 / 否	[16]
你在吃饭时有口干的感觉吗？	是 / 否	[16]
你在咽干食物时需水送服吗？	是 / 否	[16]
你认为你口内的唾液量偏多或偏少吗，或者没有注意到？		[16]
评价一下口干给你造成的言语困难	0 ~ 10 分[1]	[18]
评价一下口干给你造成的吞咽困难	0 ~ 10 分[1]	[18]
评价一下你口内唾液量的多少	0 ~ 10 分[2]	[18]
评价一下口内干燥的程度	0 ~ 10 分[3]	[18]
评价一下咽喉干燥的程度	0 ~ 10 分[3]	[18]
评价一下嘴唇干燥的程度	0 ~ 10 分[3]	[18]
评价一下舌头干燥的程度	0 ~ 10 分[3]	[18]
评价一下渴感的等级	0 ~ 10 分[4]	[18]
唇部干燥	有 / 无	[17]
颊部黏膜干燥	有 / 无	[17]
我吞咽食物时需水送服	1 ~ 5 分[5]	[19]
我在进食时感觉口干	1 ~ 5 分[5]	[19]
我夜间起来饮水	1 ~ 5 分[5]	[19]
我食干食困难	1 ~ 5 分[5]	[19]
我吮吸糖类以缓解口干	1 ~ 5 分[5]	[19]
我食用某些食物时吞咽困难	1 ~ 5 分[5]	[19]
我的牙龈有烧灼感	1 ~ 5 分[5]	[19]
我的舌头有烧灼感	1 ~ 5 分[5]	[19]

续表

我觉得牙龈发痒	1～5分[5]	[19]
我觉得舌头发痒	1～5分[5]	[19]
我觉得舌头发痒	1～5分[5]	[19]
我觉得面部皮肤干燥	1～5分[5]	[19]
我觉得眼睛干燥	1～5分[5]	[19]
我觉得嘴唇干燥	1～5分[5]	[19]
我觉得鼻黏膜干燥	1～5分[5]	[19]

[1] 从"一点都不困难"到"非常困难"

[2] 从"很多"到"一点也没有"

[3] 从"一点也不干燥"到"非常干燥"

[4] 从"一点也不渴"到"非常渴"

[5] 1＝"从不"，2＝"几乎不"，3＝"偶尔"，4＝"比较经常"，5＝"非常经常"

一般口腔检查

嘴唇干裂的患者很可能存在唾液腺功能减低，这与念珠菌定植引起的口角炎关系密切。视诊及触诊可能发现继发于感染及阻塞的大唾液腺肿大（如细菌性腮腺炎、流行性腮腺炎、舍格伦综合征）。腮腺肿大表现为耳垂至下颌角下方的肿大，下颌下腺肿大的位置在下颌骨下缘的内侧。

唾液腺功能减低的口内表现多样。口腔黏膜干燥易破，舌丝状乳头萎缩，舌背干燥、发红、刺痛。黏膜易发生微生物感染，其中以念珠菌感染最为常见。口内真菌感染本身可表现为义齿下方的红斑型念珠菌病，或是可以擦去白色斑块的伪膜型念珠菌病。临床医师也可以观察到口底唾液池变浅甚至消失。

其次常见的是冠部及根面龋。龋可以累及不常患龋的部位（如前牙切缘），且充填体边缘易继发龋。牙列缺失或缺损的成年人，若使用可摘义齿，常常出现固位力差，影响咀嚼、吞咽、言语及营养摄入。义齿承托区可出现红斑型念珠菌病以及创伤性疼痛病损。

唾液收集

多名研究者曾尝试给出正常唾液流率的下限值。然而，由于唾液流率的变异比较大，难以以腺体分泌量的范围作为诊断标准。对于健康人一生的研究发现，非刺激性分泌可以相差 10 ~ 100 倍，而刺激性分泌可相差 10 ~ 20 倍 [20,21]。

对于发生唾液腺功能减低风险较高的患者，监测唾液流率是有益的。大部分研究者认为，当采用标准方法测得的非刺激性全唾液流率小于 0.1ml/min 时，就可以诊断为唾液腺功能减低。由于唾液主要是在清醒和非刺激状态下分泌的，非刺激性分泌比起刺激性分泌能更真实的反映出唾液腺功能减低的程度。最常用的收集非刺激性全唾液的方法为：患者在收集前至少 60min 以内不得进食、饮水和吸烟以及进行口腔清洁；测量时患者需坐在安静环境中，头向前倾斜；在测试开始前，咽下口内存留的唾液；计时开始后，让唾液自然流入置于下唇下方的容器内，而不进行吞咽或吐唾；容器需事先称重；测试持续 5min，5min 时，让患者将口内余留的唾液吐入容器内；按重量记录体积，表示为 ml/min。

若刺激性全唾液流率小于 0.5ml/min，也提示唾液腺功能减低。最常用的收集刺激性唾液的方法是：使用标准大小的石蜡或无味的口香糖（一般 1 ~ 2g），将带有石蜡或口香糖的试管或类似容器应在唾液收集前进行称重；患者在收集前咽下口内余留的唾液，计时开始，让患者以 60 次 /min 的速率咀嚼石蜡或口香糖；每 60s，将全部唾液吐在事先称重的容器内，不得吞咽；5min 结束时，将余留的唾液和石蜡吐在容器中，收集结束；按重量记录体积，表示为 ml/min。

测得体积低于正常水平的 45% 即表明唾液腺功能减低。现在普遍认为，当腺泡分泌降低 50%，患者就会有口干的感觉 [22]。判断唾液腺分泌功能是否发生改变的最好方法是长期监测患者的唾液健康（主观及客观）情况 [20]。

组织病理学检查

唾液腺肿瘤及其他相关病变治疗的基础是正确的诊断，因此，组织病理学检查往往是必要的。切取或切除活检以及组织病理学评估相当重要。舍格伦综合征的小唾液腺活检表现为灶性的淋巴细胞浸润。新修订的欧洲分类标准将灶性指数 ≥ 1 作为舍格伦综合征客观诊断标准的一部分[7]。灶性指数的定义是：临近正常黏液腺泡周围的每 $4mm^2$ 包含淋巴细胞数目大于 50 的淋巴灶数目[23]。

影像学检查

口内咬合片、传统唾液腺导管造影、CT、MRI、磁共振造影、唾液腺核素成像和超声检查，对于唾液腺疾病的诊断有一定的价值[24]。

唾液腺造影可以显示唾液腺结构的改变。它采用放射显影的碘剂，并通过口外拍摄成像（头颅侧位片、曲面体层片等）。放射性同位素显像（如 ^{99} 锝）可对大唾液腺功能进行定量评估。放射性同位素摄取降低以及分泌延迟均与唾液腺功能减低有关。MRI 和 CT 有助于排除唾液腺肿瘤性疾病及颌面部其他影响唾液分泌的相关疾病。正电子发射计算机断层显像（PET-CT）可用于唾液腺恶性肿瘤的分期。

血清学检查

血清学检查对于舍格伦综合征的诊断非常重要。舍格伦综合症患者的自身抗体（尤其是抗 SSA、抗 SSB 及类风湿因子）常常是升高的，并且其家庭成员该项指标也常高于正常人群[7]。原发性舍格伦综合征的白种人常有 HLA-DR3 和 HLA-DQ2 等位基因。血沉及抗核抗体等其他血清学指标的升高也常见于继发性舍格伦综合征患者。抗 SM 及抗 RNP 水平的异常提示患有系统性红斑狼疮，而进行性系统性硬化的患者 SCl-70 可为阳性。

口干燥症及唾液腺功能减低的临床意义

与慢性唾液腺功能减低相关的结构改变如图 4.1 ～ 4.4 所示；临床表现描述如下。

龋齿及牙酸蚀症

唾液腺功能减低所致的最常见的口腔疾病是新发龋及继发龋。当出现持续的唾液腺功能减低时，唾液难以在食物及饮料摄入后将口腔 pH 值恢复到中性，也无法起到抑制某些细菌的作用，这样的口腔环境易于龋齿相关细菌的定植，以及釉质脱矿。充填体边缘是继发龋的易感区。与唾液腺功能减低相关的根面龋的诊断和治疗都比较困难。因此，高危患者的判定使得以保持牙列完整为目的的干预措施的实施成为可能。

由于再矿化不足，牙酸蚀症在唾液腺功能减低患者中的发生率较高。牙颈部区域受到牙刷的磨损较重，也是牙酸蚀症的易感部位。咬合面及切端受到磨损及创伤力的影响，在唾液缺乏时，由于再矿化不足，会造成釉质及牙本质的大量丧失。

牙龈炎

进食期间以及进食后唾液分泌增加，可以去除口腔表面的食物残渣，起到清洁口腔的作用。反之，唾液腺功能减低常常伴随着食物残渣的存留，尤其是邻间隙及义齿下方，容易引发牙龈炎。而牙龈炎长期存在，易造成牙周附着丧失，因此，慢性唾液腺功能减低的患者，患牙龈炎及牙周病的风险较高。

有趣的是，多数研究发现，舍格伦综合征的患者患牙周病的发病情况并未明显高于正常人[25]，这可能与患者更关注口腔健康、更常接受专业的牙科服务有关。此外，尽管一些研究发现，唾液腺功能减低患者口中的变形链球菌与乳酸杆菌较正常人明显升高，但是牙龈炎症相关的微生物数量

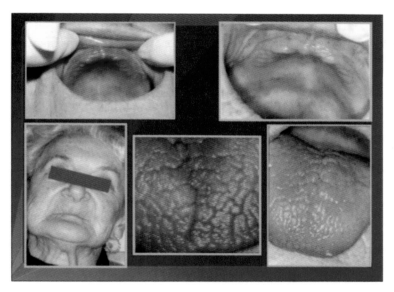

图 4.1 干燥综合征患者抗真菌治疗前后，唾液腺功能减低累及腭部黏膜及舌部的临床表现

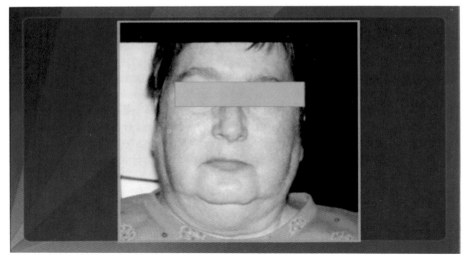

图 4.2 干燥综合征患者双侧腮腺肿大

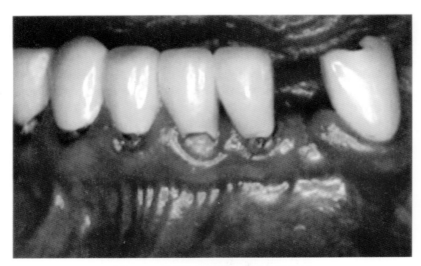

图 4.3　唾液腺功能减低相关的继发龋

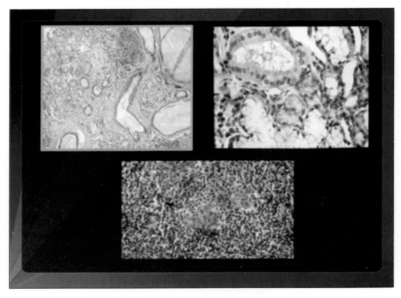

图 4.4　慢性唾液腺炎（左上），正常小唾液腺组织（右上）及舍格伦综合征所致小唾
液腺重度淋巴细胞浸润（中下）

在两类人群中并无明显的差异[26]。因此，唾液腺功能减低患者最常见的口腔疾病是龋齿，发生牙龈炎及牙周病的风险相对较低（但仍高于正常人）。

活动义齿使用困难

活动义齿（dentures）需要黏膜表面有一薄层的唾液膜以增加黏附力。因此，唾液质和量的改变都可能导致活动义齿使用困难。唾液腺功能减低导致黏膜干燥脆弱，所以易发生创伤，口腔微生物感染率也增加。唾液腺功能减低的患者戴活动义齿时常常需要黏附剂以辅助固位。

口腔真菌感染

唾液分泌降低导致黏膜炎、疼痛，易发生微生物感染。其中最常见的是念珠菌病。这种真菌感染是由一种口腔正常共生微生物——白念珠菌引起的。口腔念珠菌病的临床特点分为 5 类，即口角炎、红斑型念珠菌病（义齿性口炎）、萎缩型念珠菌病、增生型念珠菌病和伪膜型念珠菌病。

味觉减退

唾液作为一种食物的溶剂、味觉诱导分子的载体及成分，在味觉功能中起着相当重要的作用。因此当唾液分泌减少时，味觉功能将受到不良影响（味觉减退）[27]。头颈部放疗的患者，其味蕾细胞及唾液腺都受到损害，进而直接和间接影响着味觉。其他疾病或药物治疗也可能引起唾液成分的改变（例如肾上腺素受体阻断剂），进而影响味觉。

吞咽困难

唾液腺功能减低也可造成咀嚼和吞咽食物困难。吞咽过程分为 4 个阶段：口腔预备阶段、口腔、咽部、食道（参见第 5 章）。为了保证吞咽过程安全有效，每一步都需要黏膜组织有适当的润滑。对于唾液腺功能减低的患者，每一个单独的吞咽活动，以及多次重复的吞咽活动，都需要花费更长的时间。因此，唾液腺功能减低的患者吞咽困难的发生率增加。更为重要的是，吞咽困难是吸入性肺炎的重要危险因素，而吸入性肺炎，尤其是对居住于长期照护机构的人来说，发病率和死亡率均较高。

生活质量下降

唾液腺功能减低及口干燥症所致的口咽病症都可以导致生活质量的下降。牙槽及口咽部感染，尤其是全身情况复杂的患者，可迅速导致系统性疾病。干燥脆弱的黏膜组织更容易发生创伤性病损，导致疼痛，影响营养素的摄入。这一点在戴义齿的老年人中尤为明显。此外，由唾液腺功能减低引发的味觉减退、咀嚼及吞咽困难可导致饮食选择受限，进而影响机体营养状态。语言和进食方面的问题也可影响社会交往，造成部分患者回避社交活动。吞咽困难增加了发生吸入性肺炎及龈沟中革兰氏阴性杆菌感染肺部的可能性[28]。

口干燥症及唾液腺功能减低的治疗

概述

治疗口干燥症的首要步骤是明确诊断。由于许多患者伴发多种全身疾病、承受着多种药物治疗所带来的并发症，诊断的确立常常需要一个可以进行有效沟通的多学科团队。鉴于口腔并发症的发生率较高，第二步则是常规的口腔健康评估项目。保持口腔卫生和湿润（饮水）是有益的。一些不良习惯，如吸烟、口呼吸、饮用含咖啡因饮料等可能增加患口干燥症的风险；限制或停止上述活动可缓解口干燥症状。低糖饮食、日常使用含氟制剂（如含氟牙膏及漱口水）、抗菌漱口水、食用无糖口香糖或糖类刺激唾液分泌等方法有助于预防龋齿发生。

龋齿充填材料种类繁多，其中玻璃离子树脂和垫底材料很适用于龋高危的唾液腺功能减低患者。这些材料可以持续释氟，进而降低继发龋的发生率，而且氟可以在使用含氟牙膏及漱口水的过程中得到补充。

口腔黏膜干燥及吞咽困难可以通过使用口腔湿润剂、润滑剂、唾液代用品及进食时饮水等方法解决。晚上使用床旁加湿器有助于缓解夜间口干。

临床医师应告知唾液腺功能减低的患者，进食时常规用液体送服，尤其是在食用干燥粗糙的食物时。继发于唾液腺功能减低的饮食和吞咽问题会造成高膳食纤维类食物摄入减少，导致一些老年人只能食用一些软的和碳水化合物类食物。因而，应告知患者平衡膳食及限制糖类，尤其是餐间糖类的摄入量。

味觉和咀嚼刺激

如果尚存有活力的腺体组织，用无糖口香糖、糖果、薄荷等方法可以刺激唾液的分泌。咀嚼无糖口香糖是一种非常有效且持久的促分泌方法，这是因为它既可以促进唾液分泌，又可以升高唾液 pH 值，提高其缓冲能力。柠檬酸存在于水果、酸的或无糖糖果或锭剂中，它也可以用于刺激唾液分泌。但是，由于含酸物质可以引起牙酸蚀症，非全牙列缺失患者应尽量避免过量食用。含木糖醇口香糖或薄荷是较好的选择，因为木糖醇有一定的抗龋作用。应避免使用桂皮或有强烈薄荷香味的促分泌产品，因为长期应用对软组织有刺激作用。近来研究表明，甲状腺癌患者在放射性碘治疗前或治疗开始的 24 小时之内含柠檬糖会明显增加唾液腺损伤。因此，应该在治疗结束 24 小时之后才食用柠檬糖[29]。

药物刺激

通过药物刺激唾液分泌也是一种治疗口干燥症的方法，尤适用于全身情况相对比较健康、无需考虑多种药物治疗问题的患者。当唾液腺剩余的外分泌组织量充足时，匹鲁卡品（非特异性 M 受体激动剂）等促分泌物质能够提高唾液流率、缓解患者的口干燥症状[30]。匹鲁卡品已经得到美国食品药品管理局（FDA）的批准，用于治疗舍格伦综合征及头颈部恶性肿瘤放疗患者的口干燥症和唾液腺功能减低。匹鲁卡品的常规用法是 5mg，口服，一日三次及睡前。饭前 30min 服用可以提高进餐时的唾液分泌。每日用药总量不宜超过 30mg。不良反应包括出汗、面部潮红、肠道及膀胱运动亢进等。有支气管痉挛、严重慢性阻塞性肺疾病、先天性心脏病、窄角型青光眼病史的患者禁用。西维美林是另一种药物性促分泌剂，已被 FDA 批准用于治疗舍格伦综合征引起的口干。其用法为 30mg，口服，一日三次。西维美林与匹鲁卡品的药理作用相似，也是一种 M 受体激动剂，可以促进唾液分泌。不同的是，匹鲁卡品是一种非选择性 M 受体激动剂，而西维美林与 M_1 和 M_3 亚型有更高的亲和性；鉴于 M_2 和 M_4 受体主要存在于心肺组织中，西维美林可以在促进唾液分泌的同时最大限度的降低对心肺功能的不良影响。患有未加控制的哮喘、严重心脏疾病、窄角型青光眼的患者禁用西维美林。

药物替代及停药

与可能引起口干燥症的药物相比，我们建议使用口干副作用更小的替代药物。例如，5- 羟色胺特异性再摄取抑制剂（SSRIs）引起口干燥症及唾液腺功能减低的副作用比三环类抗抑郁药要小得多。由于唾液分泌在夜间达到最低值，在可能的情况下，白天服用抗胆碱类药物，夜间口干也会减轻。另外，通过多次给药，可在一定程度上避免一次性大剂量给药所带来的副作用。在给口干燥症或唾液腺功能减低患者用药前仔细查阅药品说明书并采取相应措施，有助于降低药物潜在的致口干作用的影响。

老年人常常由多位医护人员同时诊治，因而常使用多种药物治疗。有时有口干副作用的药物已经不需要继续使用了，但患者仍然继续用药；有时不同医师会为治疗同一疾病开出不同药物。在这种情况下，应该对患者使用的所有药物进行回顾，更换其中的一些日常用药甚至停药，有助于减轻包括口干燥症及唾液腺功能减低在内的不良反应。

唾液代用品

无论患者是否有充足的剩余唾液腺组织，唾液代用品和口腔润滑剂均可以在一定程度上改善口干燥症状、提高口腔功能。产品的选择取决于其作用持续时间、润滑作用、味道、药物传递系统及费用。然而，大部分患者最初使用的是水[31]。最近出现了一些非处方产品，包括 Biotene（漱口水、牙膏和口香糖）、Saliva Orthana（一种含有黏蛋白的人工唾液）、Freedent（一种低黏性的无糖口香糖）、Saliva Sure（含有缓冲木糖醇的锭剂）和 Oralbalance gel。

针灸

研究表明，在放疗完成后 6 个月内进行针灸治疗可提高刺激性唾液流率[32]。尽管这种治疗方法应用并不广泛，但它为对 M 受体激动剂（匹鲁卡品、西维美林）较敏感却因其他副作用无法使用这类药物的患者提供了另一种选择。

保留唾液腺功能的适形放射治疗

三维适形放疗技术可以限制唾液腺的放射剂量，以期达到保留放疗后唾液腺功能的目的。它可以使到达原发肿瘤对侧唾液腺的放射剂量明显降低，使分泌功能得以保存，进而减轻口干燥症和唾液腺功能减低的程度，提高生活质量[33]。而减少唾液腺放射剂量并不影响对于肿瘤本身及淋巴结的放疗效果，其远期生存率并没有降低。

细胞保护剂

现已发明出一些可能在化疗及头颈部放疗过程中起到保护口腔黏膜及唾液腺组织作用的新药。其中最常用的是氨磷汀，这是一类细胞保护剂，能够保护黏膜和器官，减少各种放化疗相关的骨髓毒性、神经毒性、黏膜炎和口干的发生。氨磷汀已被 FDA 批准用于缓解头颈部放疗患者的口干燥症 [34]，此外，该药物对于减少这类患者的黏膜炎及念珠菌感染也有效。氨磷汀可在每次体外放疗前 30 ~ 60min 通过静脉（200mg/m²）或皮下（500mg）给药。其常见的副作用包括高血压、恶心、呕吐。因此，每日还应进行补液及止吐药物治疗以预防严重不良副反应。

外科手术唾液腺转位

头颈部放疗的患者可通过外科手术的方法实现唾液腺功能的保留。其中一种技术是将对侧下颌下腺转位至颏下区，以避免外放疗造成的唾液腺损伤 [35]。随访数据表明，该方法可降低放疗后口干燥症及唾液腺功能减低的发生率，且术后并发症少。因此，该手术方式和其他外科手段可以联合化疗，以保护腺体免于毒性作用，并刺激余留的腺体分泌，来代偿因放疗所致的腺体损伤。

基因治疗

目前基因治疗领域的研究使预防唾液腺损伤及纠正已造成的腺体损伤成为可能 [36]。通过病毒或非病毒载体进行唾液腺转基因治疗已经在动物模型上取得成功。通过口内导管系统到达唾液腺细胞是一种相对无创的运送载体及转基因途径。随着病理生物学研究的不断深入及生物技术的发展，我们有理由相信转基因治疗将成为未来治疗某些唾液腺疾病的常规方法。

临床要点

1．口干燥症及唾液腺功能减低的发病率随年龄增长而增加，严重影响患者的生活质量。

2．口干燥症和唾液腺功能减低的病因多种多样，最常见的是多种药物疗法、有抗胆碱作用的药物治疗、舍格伦综合征和头颈部恶性肿瘤放疗。

3．唾液腺功能减低的　口腔局部因素有多种，可分为感染性（细菌、病毒）、非感染性（阻塞性）及肿瘤性三类。

4．口干燥症的患者常常有味觉改变、进食和（或）咀嚼吞咽干性食物困难的主诉，在没有液体送服时尤其明显。

5．唾液腺功能减低诊断的确立需要包括全面的病史采集及系统回顾、仔细的头颈部检查、全唾液的收集、活检标本的组织病理学检查、血清学检查、微生物培养及影像学检查。

6．与慢性唾液腺功能减低相关的最常见的并发症包括龋齿、牙龈炎、真菌感染、义齿固位困难、吞咽困难及味觉异常。

7．若尚有余留唾液腺组织存在，唾液腺功能减低的处理包括咀嚼和味觉刺激（如咀嚼无糖口香糖或糖果）以及全身应用拟胆碱药物（盐酸匹鲁卡品和盐酸西维美林）。

8．药物性口干燥症的治疗应包括药物替代（将一种药物换为副作用更小的一种）以及停掉有口干副作用且不必需的药物。

9．无论是否有剩余唾液腺组织，唾液替代品和口腔润滑剂均可能改善患者的口干燥症状和口腔功能。

10．在未来，基因治疗可能用于预防和治疗放射治疗所致唾液腺功能减低，提高患者的生活质量。

11．系统收集数据，临床、影像学、实验室检查评估，与其他医护人员合作可以加快诊断确立的过程，有助于采取更及时的处理措施。

（洪　霞　译）

参考文献

1．Jensen SB，Pedersen AM，Vissink A，Andersen E，Brown CG，Davies AN，et al. A systematic review of salivary gland hypofunction and xerostomia induced by cancer therapies：management strategies and economic impact. Support Care Cancer 2010; 18: 1061-1079.

2. Jensen SB, Pedersen AM, Vissink A, Andersen E, Brown CG, Davies AN, et al. A systematic review of salivary gland hypofunction and xerostomia induced by cancer therapies: prevalence, severity and impact on quality of life. Support Care Cancer 2010; 18: 1039-1060.

3. Thomson WM, Chalmers JM, Spencer AJ, Ketabi M. The occurrence of xerostomia and salivary gland hypofunction in a population-based sample of older South Australians. Spec Care Dentist 1999; 19: 20-23.

4. Norman JE, Mitchell RD. Unusual conditions of the major and minor salivary glands. Int J Oral Maxillofac Surg 1998; 27: 157-172.

5. Nagler RM, Laufer D. Tumors of the major and minor salivary glands: review of 25 years of experience. Anticancer Res 1997; 17: 701-707.

6. Fox RI, Stern M, Michelson P. Update in Sjögren syndrome. Curr Opin Rheumatol 2000; 12: 391-398.

7. Vitali C, Bombardieri S, Jonsson R, Moutsopoulos HM, Alexander EL, Carsons SE, et al. Classification criteria for Sjögren's syndrome: a revised version of the European criteria proposed by the American-European Consensus Group. Ann Rheum Dis 2002; 61: 554-558.

8. Ship JA, Nolan NE, Puckett SA. Longitudinal analysis of parotid and submandibular salivary flow rates in healthy, different-aged adults. J Gerontol A Biol Sci Med Sci 1995; 50: M285-M289.

9. Atkinson JC, Wu AJ. Salivary gland dysfunction: causes, symptoms, treatment. J Am Dent Assoc 1994; 125: 409-416.

10. Sreebny LM, Schwartz SS. A reference guide to drugs and dry mouth--2nd edition. Gerodontology 1997; 14: 33-47.

11. Ghezzi EM, Ship JA. Aging and secretory reserve capacity of major salivary glands. J Dent Res 2003; 82: 844-848.

12. Smith RG, Burtner AP. Oral side-effects of the most frequently prescribed drugs. Spec Care Dentist 1994；14：96-102.

13. Henson BS, Eisbruch A, D'Hondt E, Ship JA. Two-year longitudinal study of parotid salivary flow rates in head and neck cancer patients receiving unilateral neck parotid-sparing radiotherapy treatment. Oral Oncol 1999；35：234-241.

14. Eisbruch A, Ten Haken RK, Kim HM, Marsh LH, Ship JA. Dose, volume, and function relationships in parotid salivary glands following conformal and intensity-modulated irradiation of head and neck cancer. Int J Radiat Oncol Biol Phys 1999；45：577-587.

15. Dawes C. Circadian rhythms in the flow rate and composition of unstimulated and stimulated human submandibular saliva. J Physiol 1975；244：535-548.

16. Fox PC, Busch KA, Baum BJ. Subjective reports of xerostomia and objective measures of salivary gland performance. J Am Dent Assoc 1987；115：581-584.

17. Navazesh M, Christensen C, Brightman V. Clinical criteria for the diagnosis of salivary gland hypofunction. J Dent Res 1992；71：1363-1369.

18. Pai S, Ghezzi EM, Ship JA. Development of a Visual Analogue Scale questionnaire for subjective assessment of salivary dysfunction. Oral Surg Oral Med Oral Pathol Oral Radiol Endod 2001；91：311-316.

19. Thomson WM, Chalmers JM, Spencer AJ, Williams SM. The Xerostomia Inventory: a multi-item approach to measuring dry mouth. Community Dent Health 1999；16：12-17.

20. Ship JA, Fox PC, Baum BJ. How much saliva is enough? Normal function defined. J Am Dent Assoc 1991；122：63-69.

21. Ghezzi EM, Lange LA, Ship JA. Determination of variation of stimulated salivary flow rates. J Dent Res 2000; 79: 1874-1878.

22. Dawes C. Physiological factors affecting salivary flow rate, oral sugar clearance, and the sensation of dry mouth in man. J Dent Res 1987; 66 (Spec Issue): 648-653.

23. Daniels TE, Whitcher JP. Association of patterns of labial salivary gland inflammation with keratoconjunctivitis sicca. Analysis of 618 patients with suspected Sjögren's syndrome. Arthritis Rheum 1994; 37: 869-877.

24. Murdoch-Kinch CA. Salivary gland imaging. J Calif Dent Assoc 2011; 39: 649-654.

25. Jorkjend L, Johansson A, Johansson AK, Bergenholtz A. Periodontitis, caries and salivary factors in Sjögren's syndrome patients compared to sex- and age-matched controls. J Oral Rehabil 2003; 30: 369-378.

26. Almståhl A, Wikström M. Oral microflora in subjects with reduced salivary secretion. J Dent Res 1999; 78: 1410-1416.

27. Spielman AI. Interaction of saliva and taste. J Dent Res 1990; 69: 838-843.

28. Loesche WJ, Schork A, Terpenning MS, Chen YM, Stoll J. Factors which influence levels of selected organisms in saliva of older individuals. J Clin Microbiol 1995; 33: 2550-2557.

29. Jentzen W, Balschuweit D, Schmitz J, Freudenberg L, Eising E, Hilbel T, et al. The influence of saliva flow stimulation on the absorbed radiation dose to the salivary glands during radioiodine therapy of thyroid cancer using 124I PET (/CT) imaging. Eur J Nucl Med Mol Imaging 2010; 37: 2298-2306.

30. Vivino FB, Al-Hashimi I, Khan Z, LeVeque FG, Salisbury PL, 3rd, Tran-Johnson TK, et al. Pilocarpine tablets for the treatment of dry mouth

and dry eye symptoms in patients with Sjögren syndrome: a randomized, placebo-controlled, fixed-dose, multicenter trial. P92-01 Study Group. Arch Intern Med 1999; 159: 174-181.

31. Epstein JB, Stevenson-Moore P. A clinical comparative trial of saliva substitutes in radiation-induced salivary gland hypofunction. Spec Care Dentist 1992; 12: 21-23.

32. Blom M, Lundeberg T. Long-term follow-up of patients treated with acupuncture for xerostomia and the influence of additional treatment. Oral Dis 2000; 6: 15-24.

33. Malouf JG, Aragon C, Henson BS, Eisbruch A, Ship JA. Influence of parotid-sparing radiotherapy on xerostomia in head and neck cancer patients. Cancer Detect Prev 2003; 27: 305-310.

34. Brizel DM, Wasserman TH, Henke M, Strnad V, Rudat V, Monnier A, et al. Phase III randomized trial of amifostine as a radioprotector in head and neck cancer. J Clin Oncol 2000; 18: 3339-3345.

35. Jha N, Seikaly H, Harris J, Williams D, Liu R, McGaw T, et al. Prevention of radiation induced xerostomia by surgical transfer of submandibular salivary gland into the submental space. Radiother Oncol 2003; 66: 283-289.

36. Baum BJ, Goldsmith CM, Hoque AT, Wellner RB, Baccaglini L, Ding C, et al. Salivary glands as a model for craniofacial applications of gene transfer. Int J Oral Maxillofac Surg 2000; 29: 163-166.

5

唾液的清除作用及其对口腔健康的影响

C. Dawes

食物中的糖、菌斑中的酸以及具有治疗作用的物质（如氟化物）的唾液清除率不同，有助于解释不同个体以及同一口腔中不同位点间对疾病易感性的差异。

每天有大量的物质经过口腔，它们中的一些，例如蔗糖或者酸，对于结构独特而脆弱的口腔的健康是一种威胁。其他一些物质，例如氟化物则对于口腔具有保护作用，能够促进口腔健康。许多物质会溶解在唾液里，进而扩散入口腔组织或者与其发生相互作用。新分泌唾液的加入，同吞咽过程一起，起到减少唾液中外来物质浓度的作用，该过程被称为唾液的清除作用。

因此，唾液对于有害物质的快速清除作用有利于口腔健康，而对于有益物质则起到相反效果。

唾液清除模型

Swenander Lanke 模型

第一个对唾液清除进行描述的模型较为简单，由 Swenander-Lanke[1] 于 20 世纪 40 年代中期提出。在这个模型中，化工合成的蔗糖溶解进入唾液（容积为 V）形成一个初始浓度（C_0）。唾液以固定流率（F）流入口腔，并且以相同的速率被持续清除（吞咽）。在其后时间里，蔗糖浓度可

以由公式 $C_t=C_0 \cdot e^{-Ft/V}$ 描述。在试验研究中，蔗糖浓度的对数随时间变化的曲线通常是一个直线，但是需要在味觉刺激引发的分泌消失、唾液流率重新回归未刺激水平后才开始测量。浓度的降低率也可以用蔗糖浓度降低一半所需的时间，或者蔗糖浓度降低至一个给定低值的时间来描述。

Dawes 模型

最近的一个模型 [2] 将吞咽过程等同于一个不完全虹吸管的作用（图 5.1）。在一次吞咽后，口腔内仍存有很少量唾液，即残留量（残余唾液）。

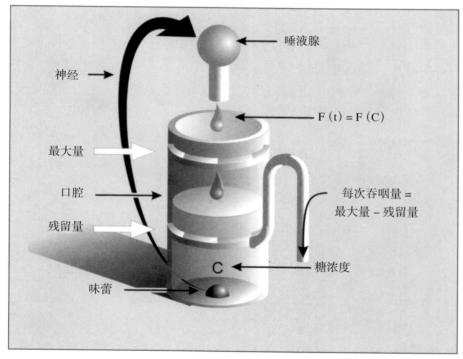

图 5.1　口腔清除率的 Dawes 模型（1983）。唾液中的蔗糖浓度决定唾液的产生速度。当唾液达到最大量（V_{max}）时，个体会出现吞咽的动作，唾液量也降低至残留量，从而清除部分蔗糖

随后唾液开始流入口腔，其流率开始由进食物质的刺激作用决定。但随后，一旦浓度降至味觉阈值以下，或者出现味觉适应，唾液的流率就由非刺激性流率决定。口腔中的唾液量持续上升至最大值（V_{max}），进而刺激个体做出吞咽动作，从而清除口腔内的部分物质。剩余的物质（溶解入残余唾液中的物质）会随着新的唾液进入口腔内而不断被稀释，直到重新达到最大值，进行另一次吞咽。Dawes 模型能够较精确地描述物质的清除率，包括不会与口腔表面结合的蔗糖。

其他一些研究显示，某些物质的清除过程可能包括两步，经由大部分唾液的快速清除，和经由残余区域的缓慢清除。

吞咽

吞咽过程需要完全彻底的神经肌肉控制，原因不仅在于此过程中需要将食物或饮品从口腔送入消化道，更在于吞咽时需要保护呼吸及发声器官从而避免食物、饮品及唾液的误吸，否则将会导致严重的肺部感染。

在一次主动的吞咽过程中，口腔准备阶段包括食物和唾液构成的食团的形成及其在舌背部的就位，口腔阶段则是舌上抬将食团送入咽部的过程。咽阶段过程的事件顺序主要受脑桥吞咽中枢控制，可由食团与位于腭弓前部的感受器的接触而引发。吞咽中枢协调控制呼吸运动的暂停，咽部肌肉系统收缩以将食团送入食管，软腭上抬封闭鼻腔，喉向着舌根做前上移动同时会厌向下运动保护下气道。食管阶段包括将食团送向胃部的蠕动以及最终胃食管括约肌的松弛。

在没有进食或进水时，对唾液吞咽（自发性吞咽）的启动机制并不清楚，最有可能的是唾液在流经舌背后部表面时对咽部感受器的刺激。

吞咽困难 [3] 可由增龄性改变引起的运动控制能力衰退引起，也可由许多疾病如：帕金森病、多发性硬化病、中风或者外伤引起。该病的一个主要问题是在唾液进入咽部时无法引起正常的自发性吞咽过程，从而导致其被误吸。吞咽困难可以通过对下颌下腺 [主要的非刺激性唾液

（unstimulated saliva）来源] 注射 A 型肉毒毒素来治疗，但是该治疗可能会给患者带来口干。

对于具有黏附特性物质的清除

氟化物 (fluoride)

氟化物是唾液的天然成分，能够和牙齿及菌斑发生反应，在使用氟化物漱口或者使用含氟药片后，菌斑内氟浓度可以持续升高数小时，成为氟的贮备库，因此在对氟化物清除的描述上，Dawes 模型需要进一步修改 [4]。在清除的早期阶段，当唾液内氟浓度很高时，一部分氟会弥散进入牙菌斑内或者黏附于口腔黏膜，随后该部分氟会重新分布进入唾液中。这种现象能够延迟对于氟化物的清除，促进氟化钙形成并沉积于牙齿。氟化钙在高氟浓度时形成，随后缓慢溶解。此外，绝大部分被吞咽的氟经胃肠道吸收入血，此后其中很小一部分（不足 0.2%）会经唾液腺再循环。当这些因素都用同一计算机模型描述时，就能够通过控制其他变量来观察某一变量对于清除率的影响 [5]。

氯己定

氯己定可以通过漱口液、凝胶或者洞衬材料的方式使用，它是一种抗菌剂，能够控制菌斑、预防龋齿及牙周炎。氯己定的一项重要特征（被称为直染性）是，同其他抗菌物质相比较其与口腔表面的黏附能力更强。这能够大大延迟它从口腔的清除，从而延长其效果。

微生物和上皮细胞

唾液在被唾液腺分泌时是无菌的，但是口腔内的全唾液含有高达 10^9/ml 的细菌。由于唾液流率太高，无法作为持久的培养基，因此细菌要想生存就必须能够黏附于口腔表面并在此增殖[6]。

上皮细胞持续不断地从口腔黏膜脱落进入唾液，据估计外层的细胞在黏膜表面停留仅仅 3h 后就会脱落[6]。每个上皮细胞表面黏附有约 100 个细菌，唾液中黏附于上皮细胞的细菌数目是未黏附者的 3 倍[6]。唾液中大多数的细菌似乎来自黏膜组织，而非牙齿。不过，在使用预防措施之后缺失口腔卫生措施的时间内，牙齿上菌斑的数量会逐渐增加，直到细菌从菌斑脱落进入唾液的速度同其在牙齿上增殖的速度相等。因此唾液的清除作用对于将细菌及上皮细胞从口腔内移除十分重要，唾液分泌不足的患者其唾液内细菌及上皮细胞的含量较高。此外，睡觉期间唾液流率非常低（参见第 3 章），这就解释了为何早餐前唾液内细菌及上皮细胞含量最高。由于一些革兰氏阴性厌氧菌能够利用上皮细胞生成挥发性的带有引人不快臭味的硫化物，因此在一天中这一时间段口臭最明显。

影响唾液清除的因素

最重要的因素包括残留量和最大量、非刺激性和刺激性唾液流率，以及被清除物质同口腔黏膜的黏附程度[7]。

吞咽后的口腔内唾液剩余量 [残留量（residual volume）]

对 40 例健康志愿者的测量结果表明，残余量平均约 0.8ml，不过其较大的分布范围（0.4 ~ 1.4ml）意味着残留量的差异或许是不同个体清除率不同的原因。根据 Dawes 模型，在使用 10% 含蔗糖液漱口之后，残留量的不同对于清除半衰期（唾液蔗糖浓度降低一半所需时间）的影响很大（图 5.2）。实际上，10min 后，最低残留量（0.4ml）和最高残留量（1.4ml）相对应的蔗糖浓度相差超过 50 倍。因此能够更有效吞咽（因此残留量低）的个体就能够更快速地清除口腔内物质。

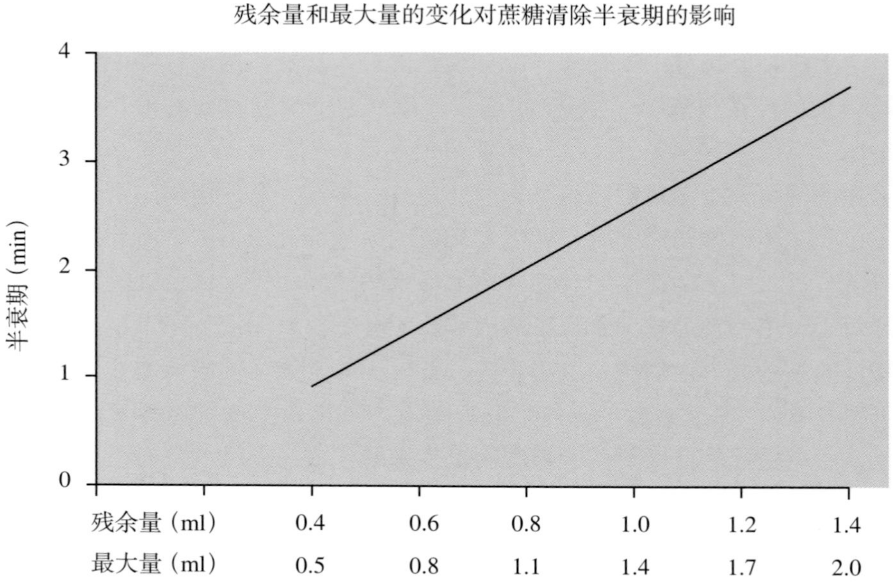

残余量和最大量的变化对蔗糖清除半衰期的影响
半衰期（min）
0
1
2
3
4
残余量（ml） 0.4 0.6 0.8 1.0 1.2 1.4
最大量（ml） 0.5 0.8 1.1 1.4 1.7 2.0

图 5.2 计算机模拟使用 10% 含蔗糖液漱口后，吞咽后残余量（残留量）和吞咽前最大量（最大量）的变化对于蔗糖清除半衰期的影响。清除半衰期是指浓度下降一半所需时间

吞咽前口腔内唾液量（最大量）

另外一个影响唾液清除率的重要生理因素是吞咽前口腔内允许积存的最大唾液量。40 例健康志愿者平均为 1.1ml，不过同残留量类似，最大量的分布范围也较大（0.5 ～ 2.1ml），残留量大的个体自然最大量也大 [8]。同样，其对于清除半衰期的影响也很大（图 5.2），在吞咽前口腔内不允许积存太多唾液的个体能够更快速地清除物质。

非刺激性唾液流率

非刺激性唾液流率通常为 0.3 ～ 0.4ml/min，但是个体差异较大（见第

3 章）。由于吞咽频率取决于唾液进入口腔的速率，因此不难理解唾液流率是一个极其重要的因素。根据 Dawes 模型，非刺激性唾液流率越低，蔗糖清除的半衰期就越长（图 5.3）。由于严重唾液分泌不足患者的非刺激性唾液流率甚至可以低于图 5.3 中的最小值 0.05ml/min，因此对于碳水化合物清除的延迟或许能够解释他们为何容易患龋齿。

需要注意的是，对于非刺激性唾液流率相同的两人，如果其中一人的残留量和最大量低而另一人高，那么他们的清除半衰期可能会相差很大。

尽管许多药物，如抗菌肽，具有抑制口腔内微生物新陈代谢的潜能，但是根据图 5.3，只要残留量、最大量及非刺激性唾液流率正常，其在口

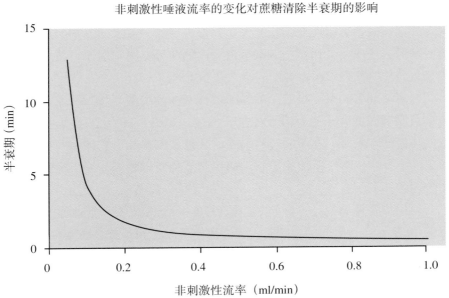

非刺激性唾液流率的变化对蔗糖清除半衰期的影响

图 5.3　计算机模拟使用 10% 含蔗糖液漱口后，非刺激性唾液流率的变化对于蔗糖清除半衰期的影响。模拟假定了非刺激性唾液流率（0.32ml/min）、残留量（0.8ml）和最大量（1.1ml）的平均值。该曲线近似于直角双曲线，因此在非常低的流率下清除显著延长

腔的清除半衰期就会很短，只有 2.2min。

刺激性唾液流率

尽管在进食或者使用蔗糖液漱口后，唾液流率高于非刺激性唾液流率的时间可能只有 1min，但是蔗糖溶解时的初始唾液流率对于决定有多少蔗糖弥散进入牙菌斑十分重要。唾液内蔗糖维持高浓度时间越长就有更多的蔗糖进入牙菌斑。对于非刺激性唾液流率正常的个体，唾液内蔗糖浓度在使用含蔗糖漱口液后最初的 2 ～ 3min 内会降至很低，此时用水漱口对于菌斑产酸的影响将会很小（详见后述）。

Lagerlöf 等通过计算机模型显示，刺激性唾液流率对于氟化物的清除也有着显著影响[5]。同蔗糖一样，刺激性唾液引起的快速清除能够减少氟进入牙菌斑的量。因此对于旨在停止龋损进展的含氟表面制剂如氟片，更加明智的方法应是使用不会刺激唾液分泌的成分。换句话说，使用乏味的成分。药片应该在口腔内缓慢溶解，而非嚼碎。

许多研究者测量了嚼蜡引起的唾液样本中的细菌计数，研究者对唾液流率及咀嚼时间并未进行有效控制。不过，如图 5.4 所示，收集咀嚼刺激后的唾液样本发现，在咀嚼过程的初始唾液中细菌及上皮细胞的量有极其显著的上升[9]。对于唾液收集条件的控制不足使得解释唾液中细菌的数量十分困难。

使用口香糖等制品，开始时能够引起唾液流率升高至非刺激性唾液流率的 12 倍；在长时间的咀嚼时，唾液流率仍能达到非刺激性流率的 2 ～ 3 倍。奇怪的是，咀嚼口香糖并不能大大提高不同唾液的混合程度，但是升高的流率确实能加快清除过程。

唾液膜（salivaryfilm）

口腔生物学家通常认为牙菌斑表面覆盖有大量唾液，除非唾液流率改

在咀嚼口香糖 2 小时过程中进入唾液内的细菌和上皮细胞量

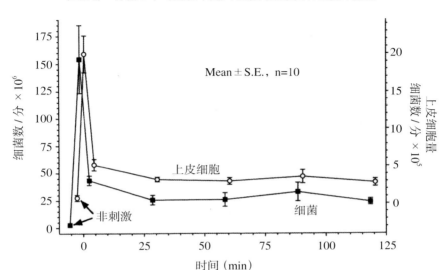

图 5.4 在咀嚼口香糖 2 小时过程中进入唾液内的细菌和上皮细胞量。为了避免数据的重叠，-5 ~ 0min 时段（非刺激期）及咀嚼后 0 ~ 1min 时段的细菌数在横坐标上后移了 1min

变，否则其成分大致保持稳定。实际上，大多数情况下，唾液是以一种薄膜的形式存在，当物质进出牙菌斑时，其成分在局部会有改变。假定口腔内的唾液平均为 1ml，成人口腔表面积 200cm², 则唾液在邻面之间需要以平均约 0.1mm 或更薄的薄膜存在[10]。

近期的研究[11,12]显示，唾液膜的厚度具有明显的位点特异性，其厚度从舌背后部的 70μm 到硬腭前部的 10μm 不等。硬腭前部的唾液膜厚度不足 10μm 时会伴有口干主诉。对于主诉重度口干的患者，其唾液残留量仍然能达到正常值的 71%，该现象提示口干并非由全口腔干燥引起，而是由局部区域的干燥尤其是硬腭前部和舌前部的干燥引起。

在非刺激性唾液条件下，据估计，唾液膜在不同的口腔部位以不同的速率流动（0.8 ～ 8.0mm/min）[13]。这种极其低的移动速度对于被摄取的碳水化合物及表面氟制剂，尤其是菌斑内酸的清除具有重要意义。

图 5.5 显示了唾液膜的假定流动方向。

局部物质的清除

摄取的碳水化合物

牙菌斑内的微生物酵解碳水化合物尤其是蔗糖、产生有机酸、引起去矿化作用从而导致龋齿。当牙菌斑暴露于可发酵的碳水化合物中时，Stephan 曲线显示菌斑内 pH 值先下降随后上升（图 6.1）。在口腔内清除较快的区域，能够进入牙菌斑内的蔗糖少，因此产生的酸也少。

研究显示，以不同形式摄取的蔗糖在口腔内的分布很不均匀，在不同

唾液在口腔不同部位的设想流动方向和量

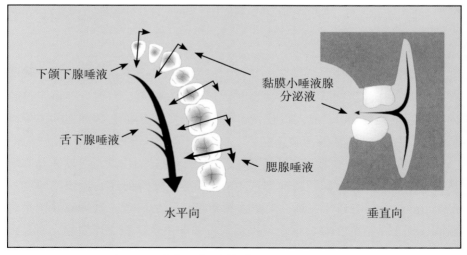

图 5.5　唾液在口腔不同部位的设想流动方向和量

区域的清除率差别也很大 [14-18]。总体上讲，牙齿舌侧面比颊侧面的清除率高。上磨牙颊侧面除外，因为腮腺分泌液由此处进入口腔。除了该区域之外，牙齿颊侧面绝大多数暴露于小唾液腺分泌的极其黏稠的液体中。相反，牙齿舌侧面主要暴露于两个大唾液腺即下颌下腺和舌下腺的分泌液中。

图 5.6 描述了 10 位受试者使用 10% 蔗糖液漱口后全唾液和 6 个特定位点处的蔗糖清除率 [17]。由于坐标刻度取了对数，因此，每一单位的变化代表了 10 倍的浓度变化。给定区域的唾液膜流率速度越高，蔗糖的初始浓度就越低，其清除也越快。例如可以比较下颌切牙舌面和下颌磨牙颊面的清除，据估计，其各自的非刺激状态下的唾液膜流动速度分别为 8mm/min 及 1mm/min。

表面氟制剂

关于氟在牙釉质脱矿和再矿化中的作用，近期的观点强调了釉质周围液体内氟浓度在较长时间内保持轻度增高的意义（参见第 8 章）。唾液氟浓度在 1μmol/L（0.019ppm）的正常值上轻度增高即可发挥作用。这种情况在使用含氟牙膏（含氟量通常为 1000ppm）时或使用后的某段时间、或者在预防性使用其他含氟制剂时确实会出现。唾液膜流动速率低的部位其对氟的清除也慢 [19]，这就有利于其在易患龋的部位发挥防龋作用。

牙菌斑产酸

当牙菌斑暴露于糖时，菌斑内的细菌生产的酸会向牙齿表面扩散，同时也会扩散入唾液以降低其浓度梯度。针对该过程的计算机模型显示 [20]，当唾液膜缓慢流经牙菌斑时，酸将会在唾液膜内积聚而降低菌斑和唾液之间的浓度梯度，从而减缓酸向菌斑外的扩散（图 5.7）。计算机模型的预测在生理模型上被验证 [21]：10% 的蔗糖液持续 1min 流过 0.5mm 厚的由口腔链球菌构成的人工生成的牙菌斑（其产酸能力和缓冲能力同天然菌斑一样），其后 0.1mm 厚的非刺激性唾液膜以 3 种不同的速率流经菌斑。唾液

使用蔗糖漱口液后口腔不同部位的蔗糖浓度

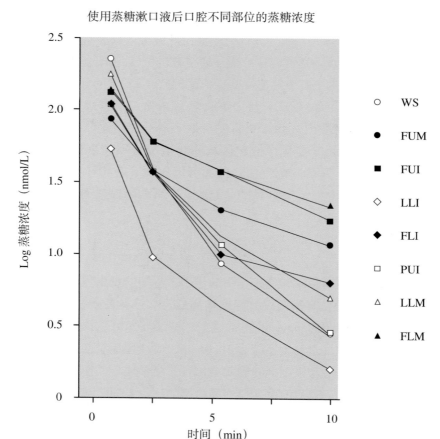

图 5.6 使用 10% 蔗糖漱口液后口腔不同位点和不同时间的唾液蔗糖浓度。WS= 全唾液；FUM= 上磨牙颊面；FUI= 上切牙颊面；LLI= 下切牙舌面；FLI= 下切牙颊面；PUI= 上切牙腭面；LLM= 下磨牙舌面；FLM= 下磨牙颊面

膜流速的取值 0.8 和 8mm/min 分别是非刺激状态下口腔内唾液膜的最低和最高流率，而 86mm/min 是后者的 10 倍。位点 A 和 B 处（图 5.7）的牙菌斑表面下的 Stephan 曲线（图 5.8）在唾液膜流速低时非常深而且持久，尤

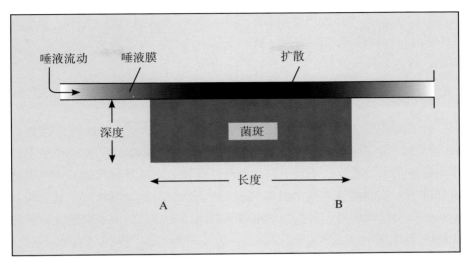

图 5.7　缓慢移动的唾液膜流经菌斑示意图，以及菌斑远端（B）唾液膜内的扩散物（如有机酸）的积聚

人工菌斑暴露于 10% 蔗糖液 1min 后唾液膜流速对位点 A 和 B（图 5.7）处 pH 值的影响

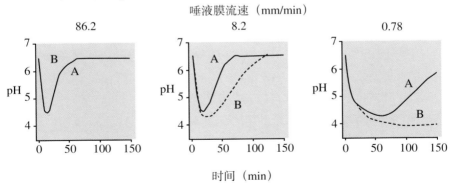

图 5.8　长和宽 6mm，深 0.5mm 的人工菌斑暴露于 10% 蔗糖液 1min 后，唾液膜流速对位点 A 和 B（图 5.7）处 pH 值的影响，其中 A 处菌斑首先接触新鲜唾液膜，B 处唾液膜离开菌斑

其是在 B 点。因此口腔内唾液膜流速低的部位（例如上切牙颊侧 - 速率为 0.8mm/min）较流速高的部位（例如下切牙舌侧 - 流速为 8mm/min）更易患龋，原因是低流速时菌斑内酸的清除更慢。

清水漱口对于 Stephan 曲线的影响

经常有报道说进食或饮用甜品后用水漱口并不能明显减缓牙菌斑内 pH 值的降低，并据此认为唾液在清除糖以及弥散入唾液的菌斑产酸上的作用被高估了。相反，嚼蜡引起的刺激性唾液分泌能够增加唾液中的碳酸氢盐浓度，从而能够有效地将菌斑 pH 值还原至中性（图 6.7）。这意味着唾液的作用仅仅来自于其所含的碳酸氢盐的缓冲能力，而非对糖或酸清除作用的增强。

不过，用水漱口对 Stephan 曲线缺乏作用或许部分是因为通常漱口时都太晚了——在进食蔗糖数分钟后，唾液中的糖浓度通常已低于菌斑内浓度，此时使用水漱口并不能减少糖扩散到菌斑内，除非糖的清除率极低，如唾液分泌不足的患者。若考虑到对酸的清除，那么单纯的氢离子向外弥散并不能充分解释菌斑的中和。Shellis 和 Dibdin[22] 证实菌斑内的绝大多数氢离子附着于细菌表面的蛋白质，其他则附着于缓冲物。这能够解释流动性的唾液缓冲物如碳酸氢盐和磷酸盐（存在于唾液膜中，而漱口的水中没有）的重要性，它们能够以 H_2CO_3 和 HPO_4^{2-} 的形式弥散进入牙菌斑，从缓冲物上捕获氢离子，然后以 H_2CO_3 和 $H_2PO_4^-$ 的形式离开菌斑进入唾液。

进食后漱口的好处是它可以帮助清除食物残渣以及含糖液，这对于糖清除严重迟缓的唾液分泌不足的患者尤其有用（图 5.3）。

特殊位置的龋和牙石沉积

对于禁食的个体，牙菌斑内的细胞外液（菌斑液）对多种磷酸钙化合物，如牙齿和牙结石中的磷酸钙，通常处于过饱和状态（参见第 8 章）。

这种情形有利于早期龋的再矿化和钙沉积。不过，当牙菌斑暴露于可发酵的碳水化合物中时细菌会产酸，pH 值和菌斑液中钙和磷的浓度呈反比，如果 pH 值降低至一个关键值以下（可能在 5.1 ~ 5.5），则菌斑液中磷变为不饱和。此时牙齿趋向于溶解（龋齿），同时也会出现以早期结石形式存在的磷酸钙晶体。

Dawes 和 Macpherson[17] 认为龈上结石之所以在下前牙舌侧和上磨牙颊侧最为牢固，是因为这些地方的唾液膜流速高。由于临近唾液内的糖和牙菌斑内的酸的快速清除，这种高流速会导致浅 Stephan 曲线的形成，因此早期结石中的磷酸钙结晶很少有机会在进食期间溶解。他们还认为，由于颊侧的唾液膜流速较舌侧低，因此光滑面龋在颊侧更常见。颊侧的低唾液膜流速会降低唾液中糖以及菌斑内酸的清除速率，导致深而持久的 Stephan 曲线的形成和牙釉质的溶解，最终引起龋齿。

口腔并非是一个均匀的整体，而是包括许多不同的微环境，其中一些较其他更易导致口腔疾病。

临床要点总结

快速清除微生物、蔗糖、其他碳水化合物基质和菌斑新陈代谢产生的酸，在临床上有利于口腔健康。不过对于具有保护作用的物质如氟化物和氯己定，缓慢地清除更有益。对于不同部位清除率相关影响因素的研究更加详细地解释了龋齿和龈上结石具有位点特异性的原因，并且提示一些可以使受益最大化的方法：例如在预防性使用表面含氟制剂时避免刺激唾液分泌，以及在服用氟片时让其在口腔内缓慢溶解而非将其嚼碎。

致谢

感谢 F. Lagerlöf 提供构成第 1 版中第 7 章基础的原始文稿；感谢 Elsevier 出版公司允许使用图 5.4 中的数据（来自 Arch Oral Biol 2001；46：

625-632 中的图 2），感谢 The Journal Of Dental Research 允许使用图 5.5（来自 J Dent Res 1987；66：1614-1618 中的图 3）。

（苏家增　译）

参考文献

1．Swenander Lanke L. Influence on salivary sugar of certain properties of foodstuffs and individual oral conditions. Acta Odontol Scand 1957；15；Supplement 23.

2．Dawes C. A mathematical model of salivary clearance of sugar from the oral cavity. Caries Res 1983；17：321-334.

3．Plant RL，Schechter GL. Dysphagia in children，adults，and geriatrics. Othlaryngologic. Clinics of North America 1998；31；397-584

4．Aasenden R，Brudevold F，Richardson B. Clearance of fluoride from the mouth after topical treatment or the use of a fluoride mouthrinse. Arch Oral Biol 1968；13：625–636.

5．Lageriof F，Olivery A，Ekstrand J. Physiological factors influencing salivary clearance of sugar and fluoride. J Dent Res 1987；66：430-435

6．Dawes C. Estimates，from salivary analyses，of the turnover time of the oral mucosal epithelium in humans and the number of bacteria in an edentulous mouth. Arch Oral Biol 2003；48：329-336.

7．Dawes C. Physiological factors affecting salivary flow rate，oral sugar clearance，and the sensation of dry mouth in man. J Dent Res 1987；66：648-653.

8．Lagerlof F，Dawes C. The volume of saliva in the mouth before and after swallowing. J Dent Res 1984；63：618–621.

9．Dawes C，Tsang RWL，Suelzle T. The effects of gum chewing，four oral hygiene procedures, and two saliva collection techniques, on the output of bacteria into human whole saliva. Archives of Oral Biology 2001; 46; 625-632.

10. Collins LMC, Dawes C. The surface area of the adult human mouth and thickness of the salivary film covering the teeth and oral mucosa. J Dent Res 1987; 66; 1300-1302.

11. DiSabato T, Kleinberg I. Measurement and comparison of the residual saliva on various oral mucosal and dentition surfaces in humans. Arch Oral Biol 1996; 41; 655–665.

12. Wolff MS, Kleinberg I. The effect of ammonium glycopyrrolate (Robinul) -induced xerostomia on oral mucosal wetness and flow of gingival crevicular fluid in humans. Arch Oral Biol 1999; 44; 97-102.

13. Dawes C, Watanabe S, Biglow-Lecomte P, Dibdin GH. Estimation of the velocity of the salivary film at some different locations in the mouth. J Dent Res 1989; 68; 1479-1482.

14. Britse A, Lagerlöf F. The diluting effect of saliva on the sucrose concentration in different parts of the human mouth after a mouth-rinse with sucrose. Arch Oral Biol 1987; 32; 755-756.

15. Weatherell JA, Duggal MS, Robinson C, Curzon ME. Site-specific differences in human dental plaque pH after sucrose rinsing. Arch Oral Biol 1988; 33; 871-873.

6

唾液和菌斑 pH 值控制

Michael Edgar，Susan M Higham

Stephan 曲线

牙菌斑内的产酸菌能够迅速代谢碳水化合物，生成酸性产物。口腔内菌斑 pH 值随时间的变化称为 Stephan 曲线（图 6.1）。静止状态下，菌斑 pH 值保持不变，并且不受个体差异和位点差异的影响。菌斑接触可酵解的碳水化合物后，pH 值迅速降低，5 ~ 20min 达到最低点，然后需 30 ~ 60min 甚至更长时间后缓慢回升至初始水平。

静止菌斑 pH 值

"静止菌斑"指摄入碳水化合物 2 ~ 2.5h 后的菌斑。"饥饿菌斑"指 8 ~ 12h 未接触碳水化合物的菌斑。静止菌斑 pH 值（resting plaque PH）常为 6.0 ~ 7.0，饥饿菌斑 pH 值则为 7.0 ~ 8.0。菌斑 pH 值变化范围大，与口腔健康有一定的相关性。但是龋齿是多因素疾病，对某个体而言是健康的 pH 值，也许对其他个体具有致病性。

静止菌斑内乙酸盐浓度高于乳酸盐。游离氨基酸主要为谷氨酸和脯氨酸，氨的浓度高[1]。氨基酸分解和碳水化合物代谢终产物累积，使得乙酸浓度较高。由于胞内和胞外碳水化合物的持续代谢，以及唾液糖蛋白的分解作用，菌斑内代谢产物浓度比唾液中的高。菌斑在"静止"状态下，无刺激唾液分泌时，代谢产物从菌斑扩散的过程受到低唾液膜流速的阻碍（参见第 5 章）。

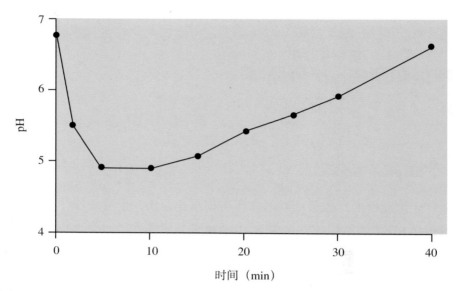

图 6.1　Stephan 曲线——10% 葡萄糖溶液作用后的菌斑 pH 值变化。（引自 G N Jenkins，The physiology and biochemistry of the mouth（4th Edition），Blackwell，London，1978）

菌斑 pH 值的下降

影响菌斑 pH 值下降速率的主要因素有：

1．存在外源性可酵解的碳水化合物，通常为糖类。

2．非刺激唾液流速时，唾液缓冲能力低。

pH 值的下降主要与乳酸产生有关[2]。与此同时，乙酸盐和丙酸盐从菌斑中流失进入唾液，或扩散入牙齿[3]。低 pKa 值酸（例如乳酸盐）与高 pKa 值酸（例如乙酸盐）的数量比值对菌斑 pH 的变化有着重要意义。高 pKa 值酸可吸附低 pKa 值酸电离的氢离子，起缓冲作用。菌斑内乙酸盐缓冲能力降低可导致 pH 值下降。菌斑内酸的性质也很重要，不同的酸攻击釉质的能力存在差异。

随着菌斑 pH 值的下降，菌斑内氨基酸和氨的浓度也迅速降低 [1]。这是由于细菌酵解碳水化合物生成能量，摄取和利用含氮物质进行合成代谢反应。

菌斑最低 pH 值

菌斑最低 pH 值以及持续时间由以下因素决定：

1．口内是否存留可酵解碳水化合物。这些碳水化合物是被清除（例如吞咽），还是被菌斑细菌代谢。

2．pH 值降低至细菌酶系统不能再正常发挥作用。

3．菌斑和唾液缓冲能力，尤其是刺激唾液，可能起关键作用。

4．唾液膜流经菌斑的速率也会影响最低 pH 值。

最低 pH 值与 Stephan 曲线中的乳酸最高浓度有关，与乙酸、琥珀酸和丙酸根离子，以及大多数氨基酸和氨的浓度降低有关。

最低 pH 值持续时间非常重要，因为如果最低 pH 值达到"临界 pH 值"，即唾液和菌斑液相对于釉质矿物质为不饱和状态，将发生釉质溶解（参见第 8 章）。当刺激唾液停止分泌后，尽管在几分钟内唾液缓冲能力高于非刺激唾液，但很快降低。唾液缓冲力的降低导致菌斑 pH 降至最低，并持续一段时间。下面将讨论在 Stephan 曲线中持续刺激唾液的益处。

菌斑 pH 值回升

上述因素，包括酸从菌斑向唾液膜的扩散，均可影响菌斑 pH 值平缓回升至初始水平。pH 值回升还受菌斑碱性产物的影响。氨具有高碱性，可以中和酸并使 pH 值上升。氨（ammonia）主要来源于唾液尿素的分解（参见第 1 章），以及氨基酸的脱氨基作用。菌斑中还存在胺类碱性产物，来源于氨基酸的脱羧作用。这些碱性产物在菌斑内，尤其是在大量摄入碳水化合物的情况下，具有重要的中和作用。

在 Stephan 曲线中，谷氨酸是菌斑内主要的氨基酸[1]。谷氨酸非常重要，在有机酸前体合成氨基酸的过程中提供氨基，合成酸度较弱的氨基酸。菌斑内还存在 5- 氨基戊酸（delta-amino n-valeric acid，DAVA）：摄糖后菌斑 pH 值降至最低时，DAVA 浓度也最低[1]。DAVA 是 Stickland 反应中脯氨酸的产物（图 6.2）。作为 pH 值调节剂，除了本身作为氨基酸具有碱性，DAVA 还在合成过程利用了乳酸降解产生的 NAD。pH 值回升还可能受到酸清除的影响。韦荣球菌属细菌可将乳酸代谢为酸度较低的产物。另外，酸还可以扩散入釉质，不再影响菌斑 pH 值[3]。

任何残余的饮食碳水化合物，以及细菌碳水化合物储库，都有可能在 pH 值升高的过程中分解，以致上升速度减缓。尽管 pH 值在 30 ~ 60min 后回复至初始水平，但是有机酸的构成仍需数小时后才可恢复。

唾液对菌斑 pH 值的维持作用

曾经有研究比较了有或无唾液时蔗糖漱口后的 Stephan 曲线。结果显

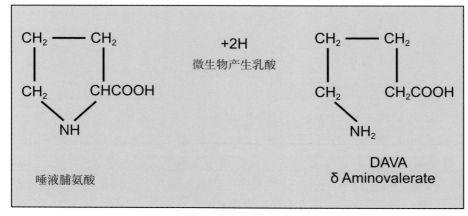

图 6.2　Stickland 反应

示，通过唾液腺插管将唾液引导至口外，排除唾液因素后，pH 值最低值变得更低，回复至初始水平的时间延长（图 6.3）。

唾液对口内 pH 值的调节，主要依靠碳酸氢盐的中和缓冲作用，少部分来自磷酸盐和其他因素的作用。

碳酸氢盐

碳酸氢盐是刺激唾液中最重要的缓冲系统。随着唾液腺功能增强，唾液中的碳酸氢盐浓度增加，对菌斑内酸的缓冲作用逐渐增强。特别是在高流速时，其浓度可高达 60mmol/L。碳酸氢盐浓度升高，也促使唾液 pH 值上升，直接中和菌斑内的酸。

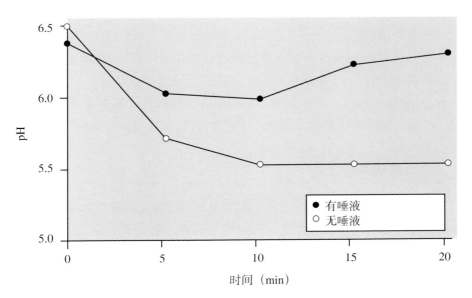

图 6.3　限制唾液对 Stephan 曲线的影响（引自 G N Jenkins，The physiology and biochemistry of the mouth（4th Edition），Blackwell，London，1978）

磷酸盐

非刺激唾液中磷酸盐浓度可高达 10mmol/L，高于血浆内浓度（参见第 3 章）。由于磷酸盐 pK_2（7.2）高于菌斑 pH 值最低值，尽管浓度较高，磷酸盐缓冲对菌斑 pH 值控制作用却很弱。高唾液流速时，磷酸盐浓度降低。刺激唾液中磷酸盐的缓冲作用微不足道。唾液磷酸盐的保护作用主要是对唾液中釉质矿物质饱和度的影响（参见第 8 章）。

其他因素

唾液中尿素浓度仅略低于血液。许多菌斑细菌具有脲酶活性，能将尿素转化为氨，升高菌斑 pH 值。唾液还含有被称为"pH 值上调因子"的多肽，具有维持菌斑 pH 值的作用。其中最明确的是一种含精氨酸的多肽，称为"唾液酸转运蛋白"[4]。某些细菌可以脱去这种多肽氨基酸的羧基，形成碱性胺盐。氨和胺类碱性产物，使得饥饿菌斑 pH 值常常高于唾液冲刷时的菌斑 pH 值。

人们将尿素加入口香糖，通过增加唾液尿素浓度来提高菌斑 pH 值。志愿者咀嚼含尿素口香糖后，研究者监测了唾液尿素浓度，以及对人工 Stephan 曲线的影响。实验证明，只有摄入蔗糖以后，尿素才产生有益作用。在摄入蔗糖以前咀嚼口香糖，对菌斑 pH 值下降没有任何作用 [5]。

菌斑的缓冲能力

菌斑固有成分的缓冲能力主要来源于细菌蛋白质和其他大分子。菌斑的固有缓冲成分与动态缓冲成分之间相互平衡。动态缓冲成分主要是磷酸盐和碳酸氢盐，与唾液发生交换（参见第 3 章）。菌斑中存在磷酸钙晶体，甚至存在于年轻菌斑；磷酸钙晶体可在酸性条件下溶解，显著提高菌斑缓冲能力。钙离子和磷酸根离子的浓度也相应升高，能够阻止牙齿的脱矿。

菌斑磷酸钙含量和龋活性之间呈负相关关系[6]。

菌斑龄和部位

口内菌斑龄和菌斑部位影响菌斑化学和微生物构成、菌斑厚度以及唾液对菌斑的作用，是重要考虑因素。菌斑龄通常定义为最后一次专业工作者或自我彻底清除菌斑后的时间。由于菌斑通常会因舌、唇、颊运动和食物作用被破坏和清除，这个定义有局限性。因此，更为合理的参数应该是菌斑厚度，但是菌斑厚度很难测量。菌斑厚度影响微生物构成和物质在菌斑内的扩散。菌斑越厚，厌氧程度越高，菌斑内层越有利于专性厌氧菌种的生长。营养物质进入和代谢产物运出菌斑的速率，与菌斑厚度的平方成反比，与扩散物质的分子大小和电荷成反比。菌斑中钙盐和磷酸根浓度随时间增加，10 天龄菌斑的矿物质含量大约是牙石的 25%。大部分菌斑 pH 值研究选用的是停止口腔卫生护理后 24 ~ 48h 的菌斑。

有些学者认为餐前刷牙更有效，因为刷牙后剩余菌斑很薄，使得 pH 值不会迅速降低，而且含氟牙膏能够抑制菌斑细菌的代谢。然而，进食过程中刺激唾液分泌可以加速氟化物从口腔环境中清除，可能会削弱饭前刷牙的益处。

摄食情况

食物摄取是影响 Stephan 曲线最重要的因素之一。即使 1 ~ 2h 适度限制糖摄入，都会对曲线形状产生影响。例如，蔗糖漱口超过 3 周，菌斑的初始 pH 值和最低 pH 值都有下降。许多口腔细菌利用多余蔗糖形成细胞外多糖。其中，葡聚糖能够增加菌斑的黏附力与厚度，果聚糖可以被充分降解产酸。一些细菌形成细胞内多糖，贮存的多糖可以被不间断降解，导致静止菌斑内产生酸性产物。

菌斑 pH 值和唾液清除

唾液清除指对口腔内物质进行稀释和清除（参见第 5 章）。唾液流速对清除率影响最大，流速越快，清除率越高。清除率较高的个体，其 Stephan 曲线较浅缓，而清除率较低的个体，其 Stephan 曲线较深陡，菌斑最低 pH 值更低 [7]。

研究证实，唇侧和上前牙区清除率较低，舌侧和下前牙区清除率较高，颊侧清除率居中。这些区域的菌斑 pH 值与清除率密切相关，同时与龋的发生率相关。上前牙邻面清除率较低，其菌斑 pH 值也最低，上前牙邻面龋发生率较下前牙高。

吞咽后唾液剩余量是决定清除率的重要因素：唾液剩余量越少，清除率越高（参见第五章）。唾液剩余量和个体龋患存在正相关关系 [8]。

血液肾透析患者的菌斑 pH 值

与正常儿童相比，血液肾透析（renal dialysis）患儿唾液中的氨和尿素浓度更高。一项研究显示，尽管肾透析的患儿进食许多糖类，但他们的龋患比对照组要少。这可能是唾液中氨和尿素对菌斑 pH 值的直接作用，这些患儿口内菌斑在体外同样具有代谢糖产酸的能力。另有研究证实，慢性肾衰竭患儿菌斑 pH 值比对照组高，同时唾液尿素浓度也增高（均值 11.6mmol/L，正常值 3.6mmol/L）。此外，肾病患者分离出的变形链球菌的数量也较低 [9]。

菌斑 pH 值和氟化物浓度

唾液中氟化物含量很低，大约 0.5 ~ 2.0μmol/L（0.01 ~ 0.04mg/L），即使饮用氟化水和使用含氟牙膏也如此。然而，刷牙后唾液的即刻氟浓度很高（100 ~ 200mg/L），刷牙后 18h 唾液氟浓度略微升高（大约 0.05mg/L）。

这种唾液氟浓度的轻微变化,可使菌斑氟浓度增高。氟化物漱口后菌斑氟浓度维持较高水平约 8h——也就是说,漱口后氟化物直接进入菌斑,而不是通过唾液吸收利用。菌斑氟浓度通常为全唾液氟浓度的 50 ～ 100 倍。

全身用氟对菌斑产酸的影响很弱,但是却足以改变牙釉质脱矿与再矿化之间的平衡。菌斑内部分氟化物以结合形式存在,pH 值下降时释放入菌斑液,有益于促进再矿化和调节细菌代谢。

局部用氟具有直接的抗菌作用,并不通过唾液发挥作用。然而,来自牙膏、凝胶和其他形式的氟与软组织结合,或在牙齿表面形成氟化钙沉淀,然后缓慢溶解进入唾液,导致前文所述氟浓度上升的现象。

有研究探讨了含氟口香糖作为抗龋产品,每日使用,含氟剂量为 0.1 ～ 0.5mg 氟(如氟化钠)。含氟口香糖可使唾液氟浓度升高,尤其是咀嚼侧,也可促进牙釉质和牙本质再矿化[10]。但是个体咀嚼口香糖的行为差异大,有可能导致氟化物摄入超量。更低氟浓度的口香糖可能足以利于再矿化。

刺激唾液和菌斑 pH 值

唾液有益于维持菌斑 pH 值和缓冲食物产酸,这一点引起人们对刺激唾液分泌制剂的研究兴趣。菌斑 pH 值研究发现,咀嚼无糖口香糖可使菌斑 pH 值上升,说明刺激唾液 pH 值升高。然而咀嚼含糖口香糖使得菌斑 pH 值下降,并持续 20min(图 6.4)。口香糖刺激唾液分泌,对菌斑 pH 值有益,但存在可酵解碳水化合物会降低这种益处。如果进食可酵解碳水化合物后咀嚼含糖口香糖,其升高 pH 值的作用要比无糖口香糖小(图 6.5)。咀嚼无糖口香糖不仅升高摄糖后菌斑 pH 值,还可增加刺激唾液的流量、pH 值和缓冲能力。而且频繁咀嚼口香糖 2 周后,静止和摄糖后菌斑 pH 值都升高,这说明腺体功能有所增强[11]。

进食可酵解碳水化合物后,咀嚼固体石蜡这样的无味物可导致菌斑

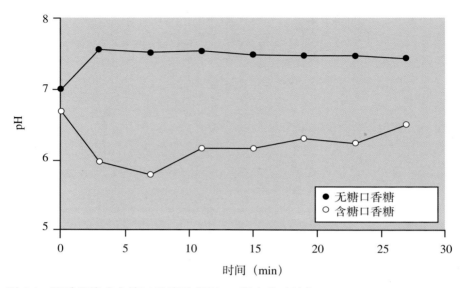

图 6.4　咀嚼无糖或含糖口香糖后菌斑 pH 值变化（引自 Rugg-Gunn et al.，Br Dent J 1978；145：95-100）

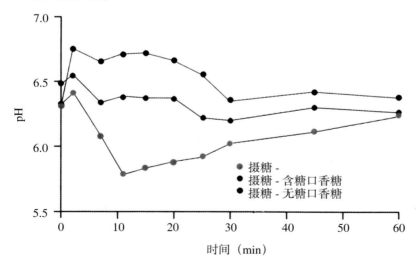

图 6.5　摄糖以及摄糖后咀嚼含糖或无糖口香糖的菌斑 pH 值变化（引自 Manning and Edgar，Br Dent J 1993；174：241-244）

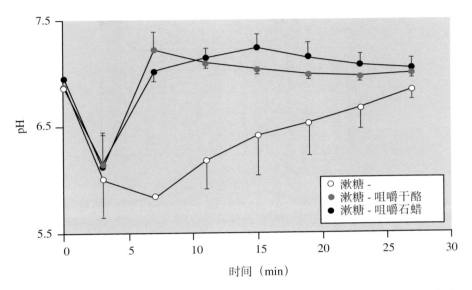

图 6.6 咀嚼石蜡或干酪对漱糖后菌斑 pH 值的影响（引自 Higham and Edgar，Caries Res 1989；23：42-48）

pH 值显著上升，与无糖口香糖相似，同时菌斑乳酸和乙酸降低，以及氨基酸增加（图 6.6）。咀嚼过程中 pH 值上升与唾液流量增加和碳酸氢盐缓冲力提高是分不开的，但还有其他因素作用，如可形成碱性产物的含氮物增加。咀嚼干酪这种富氮物，虽然干酪 pH 值是酸性的，仍可以像固体石蜡一样引起菌斑 pH 值上升（图 6.6）。咀嚼干酪不仅升高菌斑 pH 值，减少釉质脱矿，而且使菌斑液中的酸减少，中性和碱性产物增多。干酪的作用部分可能由于蛋白质的分解，尤其是酪蛋白，另外干酪还是一种强催涎剂，还可以增加菌斑中钙和磷的浓度。

含尿素口香糖和漱口水也可对菌斑 pH 值产生类似效应。研究发现，咀嚼固体石蜡或含尿素漱口水漱口，可使摄糖后菌斑 pH 值回复至初始水平。图 6.7 显示了不同蔗糖浓度（0.05% ～ 10%）对菌斑 pH 值的影响。蔗糖浓度为 0.05% 时，菌斑 pH 值轻微降低后迅速回复至初始水平，甚至无

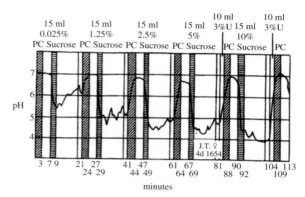

图 6.7   浓度递增的蔗糖溶液漱口后，活动义齿内置微电极测量的菌斑 pH 值。PC= 咀嚼石蜡；U=3% 尿素漱口（引自 Imfeld，Schweitz Monats Zahn 1977；87：448）

需咀嚼石蜡。然而随蔗糖浓度增加，只有在使用尿素漱口水后 pH 值才回复至初始水平，提示菌斑中发生了持续的糖代谢。

这些结果表明，简单测量 pH 值不能完全反映菌斑内发生的代谢过程；因为菌斑 pH=7 并不代表菌斑内没有碳水化合物的分解。这提示应该在一段时间持续监测 pH 值。确定代谢酸性终产物的浓度，更能够直接反映菌斑的活动性。

尽管刺激唾液碱性更强，但是摄糖后唾液 pH 值和菌斑 pH 值均降低。摄糖后菌斑代谢或软组织表面细菌（例如舌头）迅速产酸，可超出唾液缓冲能力，使唾液 pH 值降低至 6.0[12]。这将降低唾液缓冲对菌斑的保护作用。然而，使用无糖唾液刺激剂，例如口香糖，将修复唾液的这种保护能力。

无龋者和龋易感者的菌斑 pH 值

与龋易感者相比，无龋者或极少患龋者的静止菌斑 pH 值略高，摄糖后最低 pH 值较高，而且能够更快回复至初始水平。然而，排除唾液因素后，无龋者和龋易患感者之间的差异减小，最低 pH 值均降低。这表明，唾液调节菌斑 pH 值是决定龋易感性的重要因素之一（图 6.8）。

无龋者的菌斑会产生更多的碱性物，包括多胺和氨。无龋成年人腮腺刺激唾液中游离精氨酸和赖氨酸显著高于患龋个体 [13]。最近，横断面研究 [14] 和前瞻性研究证明菌斑尿素酶（非唾液尿素）的活动性与龋患呈负相关 [15]。

唾液刺激分泌的临床意义

充分的证据表明，进食后刺激唾液分泌可增强唾液对口腔健康的保护

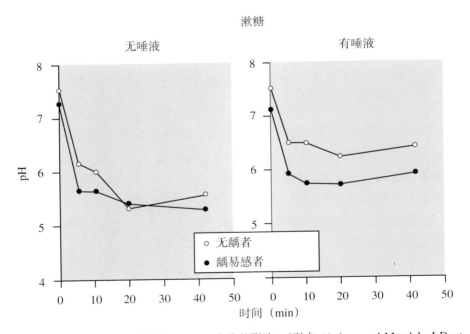

图 6.8 唾液对无龋 / 龋易感者 Stephan 曲线的影响。（引自 Abelson and Mandel，J Dent Res 1981；60：1634-1638）

作用。延长咀嚼口香糖时，可使唾液持续分泌。近年来，口香糖作为唾液刺激物引起了人们极大的关注。

咀嚼无糖口香糖更有意义[16]。临床证据表明，这类产品无致龋性，餐后咀嚼可以减少其他食物的致龋作用。可以较长时间咀嚼无糖口香糖，却不会增加摄入热量。口内模型研究发现，进食后咀嚼无糖口香糖，可有效促进人工龋再矿化。临床研究显示，餐后使用山梨醇甜味剂口香糖使龋发病率降低了 10% ～ 40%。

大量龋齿临床研究表明，木糖醇口香糖比山梨醇口香糖更能降低龋发病率，尽管这个现象还未普遍证实。然而，除了刺激唾液分泌的作用以外，木糖醇比山梨醇在抗菌方面（尤其是抗变形链球菌）更有优势。咀嚼木糖醇口香糖 2 周后，菌斑 pH 值的变化要小于咀嚼山梨醇口香糖。当母亲使用木糖醇口香糖时，子代 5 岁以前龋发病率降低，这一现象与木糖醇减少母婴变形链球菌传播有关，而非刺激唾液分泌的作用[17]。

菌斑 pH 值和唾液腺功能低下

唾液腺功能低下导致的口干燥症患者，通常推荐使用无糖口香糖来缓解症状，同时刺激剩余腺体组织的分泌功能（参见第 4 章）。研究证实，唾液腺功能低下的患者，仍能通过咀嚼山梨醇口香糖刺激剩余腺体产生唾液，在 10% 蔗糖漱口后起到保护作用[18]。

通过比较正常个体和唾液分泌低下个体，可清楚观察到摄糖后唾液的保护效果。低唾液流速加剧了菌斑 pH 值降低（图 6.9）。

小结——临床提示：

1. 菌斑 pH 值是控制牙齿脱矿与再矿化平衡的主要因素，是控制早期龋进展或修复的主要因素。

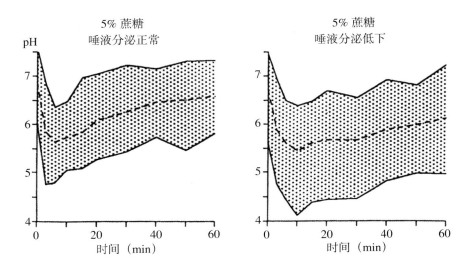

图 6.9　蔗糖漱口后，正常和唾液分泌低下个体菌斑 pH 值。阴影部分表示个体间变异。
（引自 LingstrÖm and Birkhed，Acta Odont Scand 1993；51：379-388）

2．菌斑 pH 值反映了酸性物（主要来自饮食中碳水化合物）和碱性物（主要来自唾液尿素和氨基酸）的平衡。

3．龋易感性与口内不同位点菌斑 pH 值相关——pH 值越高，易感性越低。

4．无龋个体的菌斑 pH 值较高。这是唾液产生更多活性碱性产物的结果，也是菌斑产酸菌较少的缘故。

5．进食后持续刺激唾液分泌，例如咀嚼无糖口香糖，可以升高菌斑 pH 值，增加釉质再矿化，降低龋发生率。

6．唾液腺功能低下的患者，如果部分腺体仍有分泌功能，可以咀嚼无糖口香糖刺激唾液分泌。

7．患者知晓 Stephan 曲线的意义与调控措施，能够让他们更好地保护牙齿。

（王晓燕　译）

参考文献

1. Higham SM, Edgar WM. Human dental plaque pH, and the organic acid and free amino acid profiles in plaque fluid, after sucrose rinsing. Arch Oral Biol 1989；34：329-334.

2. Geddes DAM. The production of L（+）and D（-）lactic acid and volatile acids by human dental plaque and the effect of plaque buffering and acidic strength on pH. Arch Oral Biol 1972；17：537-545.

3. Geddes DAM, Weetman DA, Featherstone JDB. Preferential loss of acetic acid from plaque fermentation in the presence of enamel. Caries Res 1984；18：430-433.

4. Kleinberg I, Craw D, Komiyama K. Effect of salivary supernatant on the glycolytic activity of the bacteria in salivary sediment. Arch Oral Biol 1973；18：787-798.

5. Dawes C, Dibdin GH. Salivary concentrations of urea released from a chewing gum containing urea and how these affect the urea content of gel-stabilised plaques and their pH after exposure to sucrose. Caries Res 2001；35：344-353.

6. Ashley FR Calcium and phosphorus concentrations of dental plaque related to dental caries in 11 -14-year-old male subjects. Caries Res 1975；9：351-362.

7. Lindfors B, Lagerlof F Effect of sucrose concentration in saliva after a sucrose rinse on the hydronium ion concentration in dental plaque. Caries Res 1988；22：7-10

8. Lagerlof F, Dawes C. The volume of saliva in the mouth before and after swallowing. J Dent Res 1984；63：618-621.

9. Al-Nowaiser A, Roberts GJ, Trompeter RS, Wilson M, Lucas VS. Oral

health in children with chronic renal failure. Pediatr Nephrol 2003; 18: 39-45.

10. Sjogren K, Ruben J, Lingstrom P, Lundberg A B and Birkhed D. Fluoride and urea chewing gums in an intra-oral experimental caries model. Caries Res 2002; 36: 64-69.

11. Dodds MW, Hsieh SC, Johnson DA. The effect of increased mastication by daily gum- chewing on salivary gland output and dental plaque acidogenicity. J Dent Res 1991 70: 1474-1478.

12. Edgar WM, Bibby BG, Mundorff SM, Rowley J. Acid production in plaques after eating snacks: modifying factors in foods. J Amer Dent Ass 1975; 90: 418-425.

13. van Wuyckhuyse BC, Perinpanayagam HER, Bevacqua D, Raubertas RF, Billings RJ, Bowen WH, Tabak LA. Association of free arginine and lysine concentrations in human parotid saliva with caries experience. J Dent Res 1995; 74: 686-690.

14. Shu M, Morou-Bermudez E, Suarez-Perez E, Rivera-Miranda C, Browngardt CM, Chen YY, Magnusson I, Burne RA. The relationship between dental caries status and dental plaque urease activity. Oral Microbiol Immunol 2007; 22: 61-66.

15. Morou-Bermudez E Elias-Boneta A, Billings RJ, Bume RA, Garcia-Rivas V, Brignoni-Nazario VAuarez-Perez E. Urease activity as a risk factor for caries development in children during a three-year study period: a survival analysis approach. Arch Oral Biol 2011; 56: 1560-1568.

16. Edgar WM. Sugar Substitutes, chewing gum and dental caries - a review. Br Dent J 1998; 184: 29-32.

17. Isokangas P, Soderling E, Pienihakkinen K, Alanen P. Occurrence of dental decay in children after maternal consumption of xylitol chewing

gum, a follow-up from 0 to 5 years of age. J Dent Res 2000；79：1885-1889.

18. Markovic N, Abelson DO, Mandel ID. Sorbitol gum in xerostomics：the effects on dental plaque pH and salivary flow rates. Gerodontol 1988；7：71-75.

延伸阅读

1. Mandel ID. The role of saliva in maintaining oral homeostasis. J Am Dent Ass 1989；119：298-304.

2. Sreebny LM. Saliva in health and disease：an appraisal and update. Int Dent J 2000；50：140-161.

3. Tanzer JM. Xylitol chewing gum and dental caries. Int Dent J 1995；45(Suppl 1)：65-76.

4. Edgar WM. Saliva：its secretion, composition and functions. Br Dent J 1992；172：305-312.

7

唾液的保护功能

Eva J. Helmerhorst

唾液不仅可以润滑口腔组织、辅助吞咽和言语，还可以从其他方面保护牙齿和黏膜。唾液持续从口腔进入肠道，这种"冲洗作用"将食物残渣以及多种内源性和外源性物质带入肠道。这些口腔及外源性微生物（micro-organisms）常常是有害的。人唾液中的固有免疫成分能对一些外源性细菌病毒以及食物性诱变剂起到去毒或杀灭的作用。唾液成分还能抑制或中和一些口腔共生微生物及其有害代谢产物。因此，适当的唾液分泌量以及唾液抗菌成分，对于维持人类口腔中微生物攻击及宿主防御之间平衡是必需的[1]。

全唾液中的微生物

人类口腔因其合适的温度湿度、较大的表面积及唾液中的多种营养物质，非常适宜细菌生长。唾液能够持续分泌并分解营养素，为细菌生长提供氨基酸和内源性碳水化合物，使口腔成为细菌生长的"最佳环境"。

唾液刚从导管进入口腔时是无菌的。一旦进入口腔，腺体分泌物与唾液非外分泌成分混合，形成"全唾液"。全唾液中存在各种各样的微生物。共生微生物及上皮细胞在咀嚼的时候从口腔表面脱落，与此同时，在口腔表面黏附和繁殖的内源性细菌也脱落混入唾液中。微生物存在于整个口腔表面，以牙齿表面（菌斑、口腔生物膜）、舌表面及扁桃体为主。牙龈、牙周、扁桃体或黏膜发生炎症时会显著增加唾液微生物的种类及数量。值得强调的是，尽管微生物可以在唾液中繁殖，但由于唾液流率比口腔细菌倍增速度快，通过吞咽去除细菌的速度快于细胞分裂增殖的速度。因此，唾液微生物群落是口内黏附微生物群落的缩影。基于微生物种类的多样性、巨大的表面积以及支持微生物生长的湿润环境，全唾液中微生物总量之大不足为奇。据估计，每毫升全唾液中含有 $10^8 \sim 10^9$ 个微生物，而每天吞咽的细菌量可达 1 ~ 3g！由此可见，将口腔内的微生物清理入肠道，对于预防口内细菌的过度生长非常必要。这对于唾液过少的人来说尤为重要。正常情况下，口腔内细菌与宿主之间存在一种动态的平衡。据估计，口内细菌 3 ~ 4h 繁殖一次，这进一步证实唾液清洁作用的重要性（参见第 5 章）。

口腔微生物可以通过培养方法和基于 16S rDNA 测序的非培养方法进行鉴定。口腔微生物组是第一个被详细分析的人类微生物组。现已确定出隶属于 13 个门类 800 种分类的口腔微生物。其中，有超过 92% 的口腔微生物来自 5 个门类，即厚壁菌门（42%）、变形菌门（20%）、拟杆菌门（13%）、放线菌门（11%）和螺旋体门（6%）。口腔微生物量的 90%、95%、99% 分别归属于 259 种、413 种和 875 种分类群。其中，链球菌含量最多，其次是乏氧菌属、兼性双球菌和颗粒链菌属[2]。除了微生物鉴定，16S rDNA 技术通过荧光原位杂交（FISH），提供了新的微生物可视化方法。菌斑中典型刷子样结构中的细菌现已被分离鉴定出来。在此细菌聚集体中，噬纤维菌属 - 黄杆菌属 - 多形状杆菌集落（CFB）（最可能是福塞坦氏菌）和核梭杆菌垂直排列在乳酸杆菌周围，形成了试管刷样的结构（图 7.1）[3]。在散在菌斑中，韦荣菌属、普氏菌属、放线菌属常与其他菌属相互作用[4]。明确这些细菌的相互作用，以及在种属水平揭示生物膜结构，对于采取相应干预措施进行菌斑控制非常重要。我们还应该注意，对于宿主而言，细菌的定植并不完全是有害的，共生微生物的占位作用反而可以防止更多有害菌的定植，也就是定植抵抗作用。

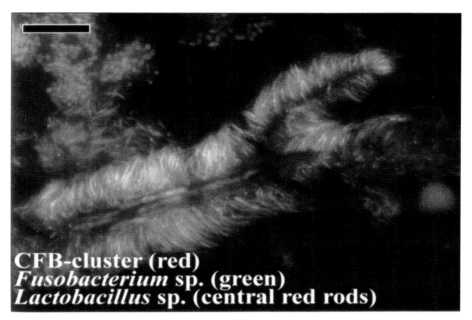

图 7.1　鉴定牙菌斑中的微生物种类。这种"试管刷"样结构包含乳酸杆菌（位于中心的红色杆状）、核梭杆菌（绿色）及 CFB 集落中的丝状细菌。标尺 =10μm。引自 Zijnge 等，2010 [3]

唾液的微生物传播

　　新生儿一出生，口腔内就出现微生物定植。出生后最初口腔微生物菌群的种类与母亲阴道内菌群相似。然而，随着接触外界时间不断延长，微生物种类及数量均明显增加。进入婴儿口腔的微生物主要来源于母亲。微生物从母亲及其他家庭成员进入婴儿口腔的途径多种多样，包括吸吮母亲用嘴"碰触"过的奶嘴（图 7.2），母亲用嘴尝试食物后喂食婴儿，亲吻婴儿嘴唇等。如果母亲的口腔健康状况很好，唾液中没有大量致龋微生物，则无需担忧上述情况。

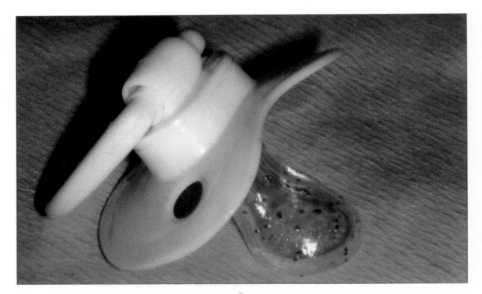

图 7.2　被含有高浓度变形链球菌（＞ 10^6CFU/ml）的母亲唾液污染 10s 的奶嘴。该奶嘴在选择性培养基中孵育 3 天，可见变形链球菌菌落黏附

变形链球菌是唾液传播致龋菌的典例。在婴幼儿 1 ～ 2 岁之前，唾液中变形链球菌数量高的母亲能通过唾液接触将变形链球菌传播至婴幼儿口腔内。可靠的科学证据表明，变形链球菌传入婴幼儿口腔时间越早、数量越多，儿童龋发生率越高。这点具有重要临床意义，通过椅旁测试方法筛选出唾液中变形链球菌数量高的母亲后，我们可以通过使用氯己定、木糖醇等方法暂时性降低母亲唾液中的有害菌浓度，从而预防或者延迟和减少有害菌由母亲传播给婴幼儿。

充分证据表明，以厌氧菌为主的牙周致病菌也是通过唾液接触在人与人之间传播的，而这种传播通常发生在学龄前。更常见的经唾液传播的病原体则是病毒，如 HSV-1、EB 病毒（"接吻病"）和流感病毒。

唾液细菌的生长

唾液不仅仅可以抑制，也可以选择性促进某些特定细菌的生长。对人类和动物的研究发现，通过胃管进食时，口腔内仍有大量微生物。这主要是由于唾液源性糖蛋白为细菌提供了碳水化合物、蛋白质和氨基酸。然而，这些微生物菌群中，乳酸杆菌、变形链球菌及酵母菌含量较低，当经口腔进食可酵解糖类后，上述几种细菌数量迅速增加。

在唾液生态系统中，微生物首先代谢糖蛋白衍生的碳水化合物，其次是蛋白质。尽管细菌在不同种类唾液中都可以生长，但下颌下腺及舌下腺分泌的唾液富含黏蛋白（mucin），是最好的培养基。为了能在唾液中生长，细菌需要分泌糖苷酶和（或）蛋白酶，以便在没有外源性能量的情况下获得营养。黏蛋白是一种黏性糖蛋白，包含蛋白质核及附着寡糖侧链。唾液中有两种黏蛋白[5]，即高分子量黏性糖蛋白1（MUC5B，黏蛋白5B，以前称MG1）和低分子量黏性糖蛋白2（MUC7，黏蛋白7，又称MG2）。它们是下颌下腺、舌下腺及小唾液腺中不同细胞群的产物。不同唾液链球菌在黏蛋白环境中的生长能力差别很大（图7.3），这取决于其糖苷酶水解寡糖侧链的能力。变形链球菌几乎不含这类酶。由于黏蛋白是牙表面生物膜的固有成分，不同种链球菌的相对比例反映了获得性膜中的黏蛋白含量；早期定植菌，如口腔链球菌（旧称轻型链球菌）、草绿链球菌及血链球菌在富含黏蛋白的早期牙菌斑中占主导地位。若没有外源性可酵解糖，唾液本身会选择非致龋性微生物菌群，而变形链球菌含量较低。

变形链球菌和血链球菌都有蛋白水解活性，因此能够利用唾液中的氮源（参见第6章）。唾液中的尿素和游离氨基酸是微生物产氨的底物，而氨是菌斑的主要基础物质。血链球菌还可以代谢精氨酸蛋白，释放精氨酸，这也是良好的产氨底物。因此，唾液能为不同微生物生产不同物质提供原料，这就在一定程度上决定了口腔生物膜的微生物组成。

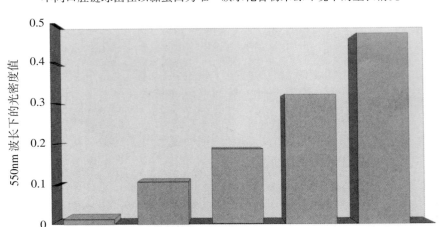

不同口腔链球菌在以黏蛋白为唯一碳水化合物来源环境中的生长情况

图 7.3 不同口腔链球菌在以黏蛋白为唯一碳水化合物来源环境中的生长情况

口腔生物膜中的唾液成分

口腔中，唾液黏蛋白既在黏膜表面形成薄膜，也在牙表面形成获得性釉质薄膜。获得性膜（acquired enamel pellicle）是一种无细胞的蛋白质层，在牙釉质暴露于唾液后立即形成[6]。唾液蛋白质吸附于釉质表面的过程具有特异性，获得性膜的成分与腺体分泌物及全唾液中的总蛋白质成分相差甚远[7]。获得性膜的前体蛋白质主要是磷酸化唾液蛋白质，例如酸性富脯蛋白、富酪蛋白、富组蛋白 1 和半胱氨酸蛋白酶抑制剂（cystatin），这些蛋白质与羟磷灰石有高度亲和性。除了磷蛋白，获得性膜还有大量糖化蛋白，如黏蛋白、淀粉酶和 sIgA[8,9]。获得性膜的蛋白质成分分析因量少不易获取而难以进行。收集获得性膜的方法之一是使用浸泡于碳酸钠缓冲液中的 PVDF 膜（图 7.4）。质谱技术的出现，使鉴定含量在微克水平以下的蛋白质成为可能，也使我们可以鉴定诸如口腔样本这样复杂混合物中的

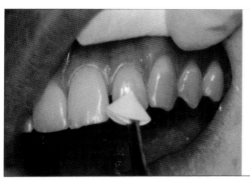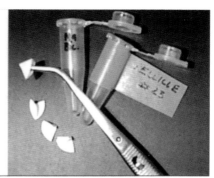

图 7.4　获得性釉质膜的采集。先用橡皮杯和浮石粉清洁牙面。在采集前两小时内不食用除水以外食物。用浸泡于碳酸氢盐缓冲液中的 PVDF 膜擦拭牙表面，采集在此期间形成的获得性膜。引自 Yao 等，2001[10]

蛋白质成分[7,10]。通过鸟枪法蛋白组学，已经从人类唾液中分离鉴定出超过 2000 种蛋白质，其中 20% 为胞质内的成分[11]。据文献报告，实际只有 130 种蛋白质存在于获得膜中[12]，这与选择性吸附的理念是一致的。

　　获得性膜及附着生物膜结构是动态的。细菌的附着、生长、脱落、再附着可以同时发生。获得性膜含有丰富的糖蛋白，而且在清洁牙表面的形成速度很快，因此，它被认为是一种可更新的润滑剂，能够起到保护牙齿避免发生磨损和磨耗的作用。获得性膜的另一种保护作用是通过抑制脱矿、促进再矿化来维持矿物质的平衡。实际上，在无龋个体中，获得性膜中酸性富脯蛋白、脂质转运蛋白、抑半胱氨酸蛋白酶蛋白 SN、抑半胱氨酸蛋白酶蛋白 S 的含量明显高于高龋失补牙数（decayed missing or filled teeth，DMFT）患者。另外，淀粉酶、IgA、乳铁蛋白含量与 DMFT 水平呈正相关[13]。口腔疾病一方面与获得性膜中蛋白质含量相关，可能是由于获得性膜蛋白质对于釉质的直接保护作用。另一方面，口腔疾病的发生可能与附着于获得性膜的致龋菌水平不同有关。获得性膜上可以黏附细菌，影响细菌在牙表面的早期定植，甚至可能决定最终细菌生物膜的成分。因此，从某种意义上来说，获得膜可能决定着牙菌斑的组成。上述理论虽然并未被体内实验所证实，但是可以预见到，运用蛋白组学和16S rDNA技术，我们可以通过获得性膜的特征来鉴定生物膜的"好"与"坏"。

唾液蛋白质的生物活性

唾液中蛋白质的浓度很低，仅为2mg/ml，相比而言，血清中的蛋白质可达70mg/ml。唾液蛋白质有重要的抗微生物、润滑及消化的功能。唾液蛋白质还可以调节牙和软组织表面微生物定植，在黏膜表面形成抵御外源性毒素甚至致癌因子的屏障，以及调节唾液中钙磷化学反应。其中，最后一项功能对于维持唾液的过饱和非常重要，这有利于保持牙表面结构的完整性及防止唾液腺内、口腔中钙化物沉积（参见第8章）。

如前所述，唾液蛋白质也参与获得性膜的形成；获得性膜不仅具有保护作用，还会影响牙表面最初定植菌的种类。唾液中碱性氨基酸及肽的碱性产物有助于中和菌斑产生的酸性物质。总的来说，唾液蛋白质作用广泛（表7.1），有助于维持口腔的完整性，保护机体，抵抗各种微生物感染[14]。

唾液中的防御成分及防御系统

唾液中，防御内外源性有害物质的最主要因素是唾液流率。持续性分泌的唾液可将有害成分从口腔送入胃肠道，例如清除难以附着于口腔表面的某些成分和细胞（参见第5章）。凝集素（agglutinin）类物质能够增强唾液的清除能力，它是一种糖蛋白，能将细菌聚集成团块，使之更容易被唾液冲走和吞咽[3]。因此，"聚集"常常作为"凝集反应"的同义词使用。作用最强的凝集素是一种高分子量糖蛋白[15]，仅0.1μg就可聚集$10^8 \sim 10^9$个细菌。它在人类的所有大唾液腺均有分泌。其他已知的凝集素包括黏蛋白（尤其是MUC5B）、纤连蛋白及β2微球蛋白。

表 7.1　口腔唾液蛋白质的功能（修改自 Bowen，1996，本书第 2 版）

口腔功能 / 活性	相关问题	蛋白质功能
呼吸道的一部分	空气源性微生物 脱水	抗微生物系统 保留水分的糖蛋白
食物入口	食物源性微生物 食物毒素 软硬组织磨损	抗微生物系统 抗微生物系统 润滑作用、黏蛋白
语言及吞咽	需要润滑	润滑系统，黏蛋白
味觉及消化	—	味多肽、α- 淀粉酶、脂肪酶
内源性及外源性微 生物的控制	定植及感染 控制病原体及共栖体	固有抗微生物系统 唾液免疫球蛋白
保护软组织	毒素，致癌因子 降解类蛋白酶	富含黏蛋白的保护屏障 抑半胱氨酸蛋白酶蛋白
保护硬组织	酸蚀作用	无机成分、氟、富酪蛋白、富脯蛋 白、获得膜
菌斑产酸	菌斑 pH 值控制	碱性氨基酸、尿素、肽、缓冲作用

表 7.2 列出了人类唾液中主要的抗微生物蛋白质，可分为非免疫性因子（固有的）及免疫性因子（获得性）两类，后者是抗原刺激生成的免疫球蛋白。唾液中抗微生物类物质及微生物本身之间主要有 4 种相互作用方式，包括凝集反应、黏附抑制、抑制细菌和杀灭细菌，以及干扰营养摄入。尽管通过体外实验，我们对这些抗微生物蛋白质的功能已经有了较为深入的了解，但对于其临床相关性知之甚少。[16] 它们对于控制口腔微生物的过度生长似乎起着相当重要的作用，但是其如何选择性抵御病原体，目前尚无法完全阐明。

溶菌酶（lysogyme）

大小唾液腺、龈沟液和唾液腺淋巴细胞均可分泌溶菌酶至全唾液。新

表 7.2　人类全唾液中主要的抗微生物蛋白质

蛋白质	主要作用靶点或功能
非免疫球蛋白	
溶菌酶	革兰氏阳性菌、念珠菌、酵母菌
乳铁蛋白	革兰氏阳性及革兰氏阴性菌
过氧化物酶	细菌、病毒、酵母菌，分解 H_2O_2
凝集素	口腔细菌
淀粉酶	消化淀粉
富组蛋白	抗细菌及真菌
半胱氨酸蛋白酶抑制剂	抗病毒
免疫球蛋白	
sIgA	抑制黏附
IgG	增强吞噬作用
IgM	增强吞噬作用（？）

生儿唾液中的溶菌酶含量与成人相当，在牙齿萌出前即可发挥抗微生物作用。传统观点认为，溶菌酶是通过其胞壁质酶活性发挥功能的，即它能水解细胞壁肽聚糖层中 N- 乙酰胞壁酸和 N- 乙酰氨基葡糖之间的 β-1，4 糖苷键。革兰氏阴性菌对溶菌酶的抵抗力更强，这是因为它们表面有脂多糖保护层 [17]。革兰氏阳性菌，如变形链球菌，也可能通过产生细胞外多糖来自我保护。除了胞壁质酶作用，溶菌酶还是一种强阳离子蛋白质，能激活细菌的自溶素，即"自杀程序"，进而破坏细菌的细胞壁结构。唾液中溶菌酶的浓度与龋齿的发病率或患病率无明显相关性。

乳铁蛋白（lactoperrin）

乳铁蛋白是一种由大小唾液腺分泌的非酶糖蛋白。口腔淋巴细胞也可释放乳铁蛋白。其与铁离子具有高度亲和力，可以夺走细菌生长所需的铁质，具有生物活性。当铁离子饱和时，乳铁蛋白的抑菌作用随即消失。脱铁乳铁蛋白对许多口腔细菌也有不可逆的杀菌作用。这种杀菌作用是通过脱铁乳铁蛋白直接与细菌结合而实现的，并且不受铁离子浓度影响。现已证实，人类唾液中同时存在部分铁饱和乳铁蛋白和脱铁乳铁蛋白。近来研究表明，乳铁蛋白分子内存在抗微生物结构域（又称乳铁蛋白肽），当乳铁蛋白被宿主或微生物的蛋白酶水解后即可释放出来。此外，这些水解产物被证实能够抑制变形链球菌黏附于覆有唾液的羟磷灰石表面。乳铁蛋白在胃肠道中消化时也可释放乳铁蛋白肽。这也支持唾液蛋白参与上消化道抗微生物作用的观点 [18]。总而言之，乳铁蛋白有抑菌、杀菌、抗真菌、抗病毒以及抗炎活性。

过氧化物酶（peroxidase）

全唾液中存在两种过氧化物酶：唾液过氧化物酶和髓过氧化物酶。前者由腮腺和下颌下腺分泌，后者是淋巴细胞来源蛋白质，主要通过龈沟液进入口腔。全唾液中髓过氧化物酶占总过氧化物酶的 30% ～ 75% 不等，主要取决于牙周及黏膜组织炎症范围 [19]。

两种酶都可以催化硫氰酸根离子（SCN⁻）与过氧化氢发生氧化反应，生成具有抗微生物作用的亚硫氰酸根离子（OSCN⁻）[20]。

$H_2O_2 + SCN^- \rightarrow OSCN^- + H_2O$

当 pH < 6.0 时，亚硫氰酸（HOSCN）是主要的氧化产物，比其离子形式有更强的抗微生物作用。OSCN-/ HOSCN 是人全唾液和菌斑液中的正常成分，其浓度在牙萌出前就已达到成人水平。

唾液过氧化物酶有两种主要功能：OSCN⁻/ HOSCN 的抗微生物活性以及保护宿主蛋白质和细胞不被 H_2O_2 破坏。过氧化物酶系统对多种微生物均有作用，包括变形链球菌（图 7.5）、乳酸杆菌、酵母菌、多种厌氧菌（牙周病致病菌），甚至某些病毒（HSV-1、HIV 病毒）。当然，这种活性依赖于 OSCN⁻/ HOSCN 的浓度、pH 值和作用时间。在人类口腔中，其

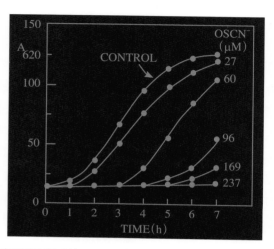

图 7.5　pH = 6.5 时不同浓度唾液 OSCN⁻ 离子浓度下的变形链球菌生长曲线。正常唾液中 OSCN⁻ 离子浓度范围为 10 ～ 50μmol/L。

抗代谢活性似乎比杀菌作用更为重要，这是因为提高亚硫氰酸根浓度可以减少糖刺激后牙菌斑产酸。有意思的是，如果用 I- 代替 SCN-（或者 I- 过量），过氧化物酶 -I⁻- H_2O_2 系统能够比亚硫氰酸根发挥更强大的抵抗口腔及胃肠道厌氧菌（如幽门螺杆菌）的作用 [21]。由于口腔需氧菌可以持续产生 H_2O_2，对黏膜和牙龈细胞有毒性 [22]，唾液通过过氧化物酶的过氧化作用来消耗 H_2O_2。此外，细菌的过氧化氢酶也可清除过量的 H_2O_2。

α- 淀粉酶

α- 淀粉酶是唾液中含量最丰富的酶类，占总唾液腺分泌蛋白质的 40% ～ 50%。淀粉酶主要由腮腺分泌（80%），其余由下颌下腺分泌。淀粉酶的生物学功能是将淀粉分解为麦芽糖、麦芽三糖和糊精。麦芽糖能被口腔细菌进一步酵解生成葡萄糖。唾液淀粉酶能清除口腔食物残渣（含淀粉），也能与某些特殊细菌相互作用，在某种程度上调节细菌在获得性膜上的黏附。在胃酸性环境中，唾液中的 α- 淀粉酶失活。在胃酸胰液中和之后，胰淀粉酶继续完成淀粉的分解消化[23]。

富组蛋白（histatins）

富组蛋白是一组由腮腺、下颌下腺分泌的富含组氨酸的蛋白质。唾液含量最丰富的是富组蛋白 1、3、5，其中富组蛋白 5 是富组蛋白 3 的翻译后加工产物。体外研究表明，富组蛋白对于白色念珠菌（口腔机会性致病菌）有强大的杀灭及生长抑制作用[27]。此外，由于富组蛋白含有大量组氨酸，能够络合铜离子和锌离子。然而，该特性的生物学功能尚不明了。近来研究发现，富组蛋白能够提高细胞的迁移能力，表明其可能与口腔损伤的快速愈合有关[28]。

半胱氨酸蛋白酶抑制剂

半胱氨酸蛋白酶抑制剂是一类含半胱氨酸的磷蛋白，广泛存在于体内各种体液和组织中[29,30]。其可抑制不良蛋白质水解，起到保护作用。在半胱氨酸蛋白酶抑制剂的诸多亚型中，半胱氨酸蛋白酶抑制剂 C 的蛋白酶抑制作用最强。口腔中，唾液和获得性膜均有半胱氨酸蛋白酶抑制剂，可以选择性抑制细菌和（或）淋巴细胞产生的蛋白酶。与富脯蛋白类似，半胱氨酸蛋白酶抑制剂也有抗病毒和抗细菌等多种功能。

唾液免疫球蛋白

唾液中，口腔及经口传播微生物的抗体是由正常黏膜免疫系统产生的，该免疫系统在包括口腔黏膜在内的各种黏膜表面都可以产生保护性抗体（图 7.6）。肠道相关淋巴样组织（gut-associated ymphoid tissue，GALT）含有 IgA B 淋巴细胞的前体细胞，有定植于黏膜组织的潜能。经口抗原刺激能诱导这些 IgA 定向 B 细胞迁移到乳腺、泪腺、唾液腺等腺体的腺上皮中（再次分化形成产生 IgA 的浆细胞），这就是人全唾液中 IgA 产生的过程[31]。小唾液腺也可以产生少量 IgA。

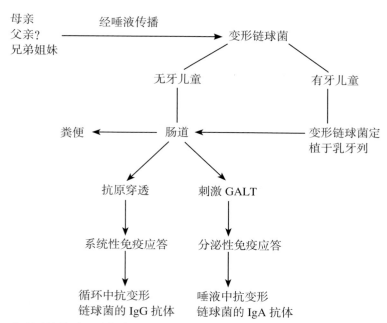

图 7.6   儿童唾液腺及血清抗变形链球菌特异性抗体形成的模式图。经家庭成员传播之后，咽下的变形链球菌细胞产生的抗原穿透尚未发育成熟的肠道黏膜，诱导低滴度的血清 IgG 应答。在黏膜发育成熟的过程中，更高比例的抗原刺激肠相关的淋巴样组织（GALT），产生 IgA 定向 B 淋巴细胞进入唾液腺等外分泌腺中。

唾液 IgA 抗体是由 J 链连接形成的二聚体。这种复合物中还有一个糖蛋白小分子，称为"分泌成分"（即 secretory IgA，sIgA），它可以增加对口腔蛋白酶的抵抗力，比血清单分子 IgA 更加稳定。

抗黏膜细菌（如大肠杆菌、轻型链球菌、唾液链球菌等）的唾液 sIgA 抗体，在出生后几周内即开始产生，在 1 ~ 2 岁可达到成人水平。新抗体的产生和唾液 sIgA 水平的升高与口腔微生物的定植高度一致。例如，多数 3 岁以上儿童已经产生抗变形链球菌的抗体。

尽管儿童能够产生抗变形链球菌的 sIgA 抗体，但尚无证据表明这些自然产生的抗体有抗龋作用 [14]。这一结果，可能是研究人群、样本采集、含量测定、抗体与细菌结合程度有差异造成的。另外，基于对 IgA 缺陷（不同人群中占 1/300 至 1/3000 不等）受试者的研究也证实 sIgA 没有抗龋作用。与 sIgA 水平正常者相比，这些受试者的患龋或发生其他口腔感染的概率并未明显升高。当然，也可能是由于这些个体虽然缺乏 IgA，但 IgM 水平升高、固有免疫防御增强的缘故 [32]。

人全唾液中还含有血清来源的抗体，其中主要是 IgG，也有 IgM。这些抗体通过龈沟及舌表面进入口腔。这些血清抗体也能特异性作用于口腔致病菌（如变形链球菌），但是，与 IgA 相似，也没有明确证据证实其抗龋作用。

抗龋疫苗（vaccine）

目前，制备抗龋疫苗主要有 3 个研究方向。第一个方向，着重于增强正常黏膜免疫系统，黏膜相关淋巴样组织（MALT）产生大量 sIgA 抗体，进入唾液并发挥抗变形链球菌的作用 [31]。刺激增强 MALT 系统的方法是在短时间内经口或经鼻给予大量变形链球菌抗原。此外，将抗原包被于脂质体中给药，或者与黏膜佐剂同时给药，也可用于增强免疫应答和免疫记忆。动物实验已经证实，上述方法能够抑制变形链球菌的定植和再定植、降低龋齿发病率，然而，人体研究结果只局限于短期研究。尽管细菌数目有所降低，但尚无证据表明该方法可以预防龋齿的发生。

另一个研究较多的方向是所谓的被动免疫法：体外生成抗体，浓缩后涂于牙列表面，起到抗变形链球菌的作用。牛奶、鸡蛋以及人样 sIgA 抗体的基因工程植物均可以作为"抗体发酵器" [33,34]。然而，目前尚无有关被动使用抗体具有保护作用的长期临床研究发表。

第三个方向，也是最难以实现的，就是诱导抗变形链球菌的系统免疫应答（IgG）。尽管在猴活体研究中取得了成功，免疫活化的潜在隐患（例如与心脏的抗原发生交叉反应）使得该方法吸引力大大减小。

年龄对于唾液保护功能的影响

如果刺激性唾液流率保持稳定，唾液 sIgA 的分泌量不随年龄增长而减少。对于有天然牙的人，唾液 IgG 和 IgM 也不随年龄增长而减少。因此，总的抗体分子的数量并不随年龄增长而降低。然而，抗体对于抗原刺激的反应却随年龄增长而减弱。有证据表明，在 60 ～ 65 岁以后，抗体对于变形链球菌、脊髓灰质炎病毒及白色念球菌等致病菌的反应均减弱。这可能就是老年人常发生真菌感染的原因。

唾液中的非免疫球蛋白则终身发挥功能，唾液中多形核淋巴细胞的功能活性也终身保持稳定。

酸性富脯蛋白和富酪蛋白

人唾液中钙磷盐是过饱和的，唾液蛋白质对于抑制其自发沉淀非常重要。这类蛋白质包括富脯蛋白和富酪蛋白，它们可以与钙离子结合进而维持过饱和状态 [24,25]。

酸性富脯蛋白占唾液蛋白质总量的 25% ～ 30%，有很多复杂的遗传变异型，其中一些可以抑制钙磷盐的自发性沉淀，另外一些则黏附于获得性膜并选择性促进某些细菌的黏附，例如格氏链球菌和黏性放线菌。酸性富脯蛋白、碱性富脯蛋白和富组蛋白能够结合茶及红酒等饮料中的单宁类物质，以降低其毒性。

富酪蛋白是一种仅含有 43 个氨基酸的小蛋白分子，能够抑制钙磷沉积，腮腺和下颌下腺均可分泌。尽管许多口腔细菌分泌的蛋白酶能降解富酪蛋白，在体内富酪蛋白的浓度依然很高，可以起到抑制钙盐沉淀的作用 [26]。与富脯蛋白类似，富酪蛋白也有促进黏性放线菌黏附于牙表面的作用。

唾液腺抗微生物制剂的临床应用

随着对人唾液中宿主蛋白质化学及功能特性相关认识的不断深入，现已生产出一些用于预防口腔疾病的商品。除了短期增加唾液 IgA 的疫苗试验外，一些固有免疫唾液蛋白（如溶菌酶、乳铁蛋白和过氧化物酶）的研究更能引起人们的兴趣。将其应用于临床似乎也很合理：给缺乏唾液介导保护作用的患者（如口干患者）增加生理性的抗微生物制剂，或者增强有感染倾向个体（如癌症患者）唾液本身的抗菌能力。含上述单组分或多组分的产品已经在市场上出售，但是关于其有效性的临床资料却非常有限[16]。尽管对口干或者癌症治疗患者有作用，但抗微生物蛋白质的确切作用尚不明确。因为牛奶蛋白质在结构上和催化作用上均与人唾液蛋白质相似，这些产品（牙膏、漱口水、凝胶、口香糖）中的蛋白质多提纯自牛奶或初乳。目前尚无有关副作用的报道。基于超过 15 年的长期临床试验，这些产品已被牙科及内科医生推荐给口干及癌症治疗患者，以缓解其主观的口腔症状。

临床要点

1．了解唾液蛋白质的多种功能及其与口腔微生物之间的相互作用，是临床应用的先决条件。通过质谱法及 16S rDNA 测序等技术有助于了解口腔蛋白质的特性、微生物种类及其相互作用。其临床应用包括调节微生物在口腔表面黏附、消除某些特殊病原体以及为口干患者研制唾液代用品。对于唾液蛋白质作用机制的理解，为联合使用保护蛋白质发挥最大功效提供了可能。

2．单种唾液蛋白质定量的诊断价值较小。这主要是因为它们可能以多种方式相互作用，当一种蛋白质缺乏时，其他蛋白质可以代偿。尚无任何一种唾液蛋白质能作为可靠的诊断性标志物。而通过芯片技术等方法找到一组具有诊断价值的候选唾液蛋白质似乎更有前景。

3．多功能的转基因蛋白质可能具有多种生物活性，这方面的研究已经取得重要成果。唾液腺功能减低在老年人中的发病率越来越高，而通过基因治疗来代偿这种功能缺陷方面的研究将会越来越多。

致谢

我由衷地感谢 William H. Bowen 教授和 JormaTenovuo 教授，他们在上一版中的论述是本章节的工作基础；还要感谢 Frank G. Oppenheim 教授，他曾与我进行了非常有价值的讨论。

（洪　霞　译）

参考文献

1．Dawes C. Salivary flow patterns and the health of hard and soft oral tissues. J Am Dent Assoc 2008；139：18S-24S.

2．Dewhirst FE，Chen T，Izard J，Paster BJ，Tanner ACR，Yu WH，Lakshmanan A，Wade WG. The human oral microbiome. J Bacteriol 2010；192：5002-5017.

3．Zijnge V，van Leeuwen MBM，Degener JE，Abbas F，Thurnheer T，Gmur R，Harmsen HJM. Oral biofilm architecture on natural teeth. PLoS One 2010；5：e9321.

4．Valm AM，Welch JL，Rieken CW，Hasegawa Y，Sogin ML，Oldenbourg R，Dewhirst FE，Borisy GG. Systems-level analysis of microbial community organization through combinatorial labeling and spectral imaging. Proc Natl Acad Sci USA 2011；108：4152-4157.

5．Tabak LA. In defense of the oral cavity：structure，biosynthesis，and function of salivary mucins. Annu Rev Physiol 1995；57：547-564.

6. Sönju T, Rölla G. Chemical analysis of the acquired pellicle formed in two hours on cleaned human teeth in vivo. Rate of formation and amino acid analysis. Caries Res 1973; 7: 30-38.

7. Yao Y, Berg EA, Costello CE, Troxler RF, Oppenheim FG. Identification of protein components in human acquired enamel pellicle and whole saliva using novel proteomics approaches. J Biol Chem 2003; 278: 5300-5308.

8. Al-Hashimi I, Levine MJ. Characterization of in vivo salivary-derived enamel pellicle. Arch Oral Biol 1989; 34: 289-295.

9. Li J, Helmerhorst EJ, Corley RB, Luus LE, Troxler RF, Oppenheim FG. Characterization of the immunologic responses to human in vivo acquired enamel pellicle as a novel means to investigate its composition. Oral Microbiol Immunol 2003; 18: 183-191.

10. Yao Y, Grogan J, Zehnder M, Lendenmann U, Nam B, Wu Z, Costello CE, Oppenheim FG. Compositional analysis of human acquired enamel pellicle by mass spectrometry. Arch Oral Biol 2001; 46: 293-303.

11. Bandhakavi S, Stone MD, Onsongo G, Van Riper SK, Griffin TJ. A dynamic range compression and three-dimensional peptide fractionation analysis platform expands proteome coverage and the diagnostic potential of whole saliva. J Proteome Res 2009; 8: 5590-5600.

12. Siqueira WL, Zhang W, Helmerhorst EJ, Gygi SP, Oppenheim FG. Identification of protein components in in vivo human acquired enamel pellicle using LC-ESI-MS/MS. J Proteome Res 2007; 6: 2152-2160.

13. Vitorino R, de Morais Guedes S, Ferreira R, Lobo MJC, Duarte J, Ferrer-Correia AJ, Tomer KB, Domingues PM, Amado FML. Two-dimensional electrophoresis study of in vitro pellicle formation and dental caries susceptibility. Eur J Oral Sci 2006; 114: 147-153.

14. Tenovuo J. Antimicrobial function of human saliva--how important is it for

oral health? Acta Odontol Scand 1998; 56: 250-256.

15. Ericson T, Rundegren J. Characterization of a salivary agglutinin reacting with a serotype c strain of Streptococcus mutans. Eur J Biochem 1983; 133: 255-261.

16. Tenovuo J. Clinical applications of antimicrobial host proteins lactoperoxidase, lysozyme and lactoferrin in xerostomia: efficacy and safety. Oral Dis 2002; 8: 23-29.

17. Lenander-Lumikari M, Månsson-Rahemtulla B, Rahemtulla F. Lysozyme enhances the inhibitory effects of the peroxidase system on glucose metabolism of Streptococcus mutans. J Dent Res 1992; 71: 484-490.

18. Kuwata H, Yip T-T, Tomita M, Hutchens TW. Direct evidence of the generation in human stomach of an antimicrobial peptide domain (lactoferricin) from ingested lactoferrin. Biochim Biophys Acta 1998; 1429: 129-141.

19. Thomas EL, Jefferson MM, Joyner RE, Cook GS, King CC. Leukocyte myeloperoxidase and salivary lactoperoxidase: identification and quantitation in human mixed saliva. J Dent Res 1994; 73: 544-555.

20. Thomas EL, Bates KP, Jefferson MM. Hypothiocyanite ion: detection of the antimicrobial agent in human saliva. J Dent Res 1980; 59: 1466-1472.

21. Ihalin R, Loimaranta V, Lenander-Lumikari M, Tenovuo J. The effects of different (pseudo) halide substrates on peroxidase-mediated killing of Actinobacillus actinomycetemcomitans. J Periodontal Res 1998; 33: 421-427.

22. Hänström L, Johansson A, Carlsson J. Lactoperoxidase and thiocyanate protect cultured mammalian cells against hydrogen peroxide toxicity. Med Biol 1983; 61: 268-274.

23. Kauffman DL, Watanabe S, Evans JR, Keller PJ. The existence of

glycosylated and non-glycosylated forms of human submandibular amylase. Arch Oral Biol 1973；18：1105-1111.

24. Wong RS, Hofmann T, Bennick A. The complete primary structure of a proline-rich phosphoprotein from human saliva. J Biol Chem 1979；254：4800-4808.

25. Moreno EC, Varughese K, Hay DI. Effect of human salivary proteins on the precipitation kinetics of calcium phosphate. Calcif Tissue Int 1979；28：7-16.

26. Schlesinger DH, Hay DI. Complete covalent structure of statherin, a tyrosine-rich acidic peptide which inhibits calcium phosphate precipitation from human parotid saliva. J Biol Chem 1977；252：1689-1695.

27. Oppenheim FG, Xu T, McMillian FM, Levitz SM, Diamond RD, Offner GD, Troxler RF. Histatins, a novel family of histidine-rich proteins in human parotid secretion. Isolation, characterization, primary structure, and fungistatic effects on Candida albicans. J Biol Chem 1988；263：7472-7477.

28. Oudhoff MJ, Bolscher JG, Nazmi K, Kalay H, van 't Hof W, Amerongen AV, Veerman ECI. Histatins are the major wound-closure stimulating factors in human saliva as identified in a cell culture assay. FASEB J 2008；22：3805-3812.

29. Al-Hashimi I, Dickinson DP, Levine MJ. Purification, molecular cloning, and sequencing of salivary cystatin SA-1. J Biol Chem 1988；263：9381-9387.

30. Bobek LA, Levine MJ. Cystatins--inhibitors of cysteine proteinases. Crit Rev Oral Biol Med 1992；3：307-332.

31. Childers NK, Tong G, Li F, Dasanayake AP, Kirk K, Michalek SM. Humans immunized with Streptococcus mutans antigens by mucosal routes.

J Dent Res 2002；81：48-52.

32. Kirstilä V, Tenovuo J, Ruuskanen O, Nikoskelainen J, Irjala K, Vilja P. Salivary defense factors and oral health in patients with common variable immunodeficiency. J Clin Immunol 1994；14：229-236.

33. Loimaranta V, Tenovuo J, Virtanen S, Marnila P, Syväoja E-L, Tupasela T, Korhonen H. Generation of bovine immune colostrum against Streptococcus mutans and Streptococcus sobrinus and its effect on glucose uptake and extracellular polysaccharide formation by mutans streptococci. Vaccine 1997；15：1261-1268.

34. Ma J K-C, Lehner T, Stabila P, Fux CI, Hiatt A. Assembly of monoclonal antibodies with IgG1 and IgA heavy chain domains in transgenic tobacco plants. Eur J Immunol 1994；24：131-138.

延伸阅读

1. Bowen WH. Vaccine against dental caries--a personal view. J Dent Res 1996；75：1530-1533.

2. Nieuw Amerongen AV, Veerman ECI. Saliva--the defender of the oral cavity. Oral Dis 2002；8：12-22.

3. Rudney JD. Does variability in salivary protein concentrations influence oral microbial ecology and oral health? Crit Rev Oral Biol Med 1995；6：343-367.

4. Scannapieco FA. Saliva-bacterium interactions in oral microbial ecology. Crit Rev Oral Biol Med 1994；5：203-248.

5. Smith DJ, Taubman MA. Emergence of immune competence in saliva. Crit Rev Oral Biol Med 1993；4：335-341.

6. Tenovuo J. Oral defense factors in the elderly. Endod Dent Traumatol 1992；8：93-98.

7. Tenovuo J. Salivary parameters of relevance for assessing caries activity in individuals and populations. Community Dent Oral Epidemiol 1997；25：82-86.

8

唾液对龋齿、酸蚀症和牙石形成中矿化平衡的作用

Bob ten Cate

对于唾液分泌功能受损的患者，唾液对龋齿预防的重要作用显而易见。当口颌部辐射或药物导致唾液流速降低时（参见第 4 章），牙列可在很短时间内被侵蚀。与"常见"龋齿不同的是，口干燥症的龋坏常发生于牙齿切端、牙尖，以及牙颈部[1]。有时出现整层釉质缺失，甚至在平滑面也如此（图 8.1，8.2）。唾液质量降低导致的龋齿，其临床表现与发生部位与"常见"龋齿不同（图 8.3），也与由于频繁摄酸引起的"牙酸蚀症"不同（图 8.4）。

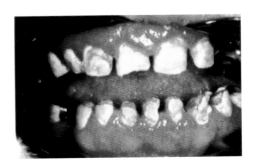

图 8.1　放射治疗致唾液腺功能受损患者的口内龋损表现。（Drs. Jansma and Vissink 提供，UMCG，The Netherlands）

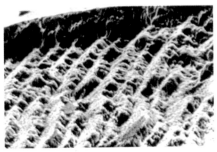

图 8.2　放射性龋釉质表面电镜照片，显示釉质层剥脱。（Drs. Jansma and Vissink 提供，UMCG，The Netherlands）

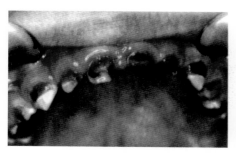

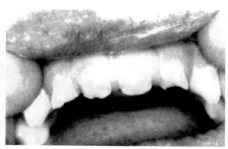

图 8.3　重度龋齿患者（Dr. Gambon，Rotterdam 提供，UMCG，The Netherlands）

图 8.4　过度接触酸性物质导致严重酸蚀症（Dr. Gambon，Rotterdam 提供，UMCG，The Netherlands）

唾液—获得性膜—菌斑

　　唾液并不直接接触牙齿。即使牙面菌斑被肌肉或者对颌牙齿机械清除之后，釉质表面仍有薄层来源于唾液的获得性膜（图 8.5）[2]。牙面彻底清

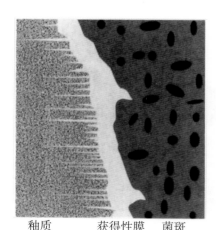

釉质　　　　获得性膜　　菌斑

图 8.5　牙釉质 - 口腔液体环境界面示意图，包括釉质表面获得性膜和菌斑及细菌

洁后，表面迅速形成一层蛋白质和脂质，研究证实与釉质的吸附很强，刷牙或其他措施均难以彻底去除。唾液薄膜一定程度上保护了釉质不受机械和化学损伤，比如口内的酸。获得性膜含有 130 种不同的蛋白质，来源于细胞（68%）、血浆（18%）及唾液（14%）[3]。

　　实验室研究证明，在低 pH 值饮料中，获得性膜可延缓龋坏发生和釉质溶解[4]。在获得性膜滞留位置，牙菌斑形成第二层结构将唾液与牙面隔离。菌斑主要由多糖基质及细菌组成。因为通常菌斑的液体成分（菌斑液）与

牙面紧密接触，近来引起人们对菌斑液的密切关注。尽管菌斑液与唾液联系紧密，龋齿和牙石形成过程中矿物质溶解和（再）沉淀，主要通过菌斑液而不是唾液调控（见后文）。近十年，人们对菌斑生物膜极为关注，研究了为什么菌斑内细菌能够抵抗微生物治疗和抗生素 [5,6]。

釉质（enamel）组成

体内钙化组织由磷酸钙类矿物和有机基质组成，后者具有多重作用，例如形成"基底物"以聚集矿物晶体，并调节晶体形成和再生。釉质中，成釉细胞分泌有机基质供晶体组装。这一过程发生于牙齿萌出前。牙齿一旦萌出，成釉细胞（在牙齿外表面）发生退化，釉质不再受细胞调节机制控制，而是受口内液体（本章指唾液与菌斑液）与釉质相互作用的影响。

另一方面，成牙本质细胞位于牙髓侧，在萌出后继续保持活性并沉积继发性牙本质，因化学或机械损伤形成第三期牙本质。这是机体对龋齿和机械损伤的一种自然防御机制。对釉质而言，机体只有依赖唾液的保护作用。

唾液中的大量成分具有保护作用。前面提到的有机成分蛋白质和脂质，形成获得性膜，对菌斑中的酸形成屏障，并可以调节溶解和沉淀过程。无机成分尤其是钙离子和磷酸根离子，同样具有重要作用。唾液的组成与其他体液相似，但在矿物饱和度方面有所不同。

釉质矿物成分为不纯的羟基磷灰石（HAP，表 8.1），在自然界尤其是人体磷酸钙盐中的溶解性最低 [8]。这种物质有两个特点使其在口内发挥了重要作用。首先，外来离子易于进出羟基磷灰石晶格，可以带正电荷（钠，钾，锌，锶离子），也可以带负电荷（氟离子或碳酸根）。组织形成时周围是否存在杂质离子，决定了晶体中杂质离子的含量。这些矿物离子修饰可以升高或降低磷灰石溶解度：碳酸根可使磷灰石溶解度增加，而氟

表 8.1   人体内磷酸钙盐

矿物质	化学式	平衡时钙离子浓度 pH=7，Ca/P=0.16，μ=0.06
羟基磷灰石	$Ca_{10}(PO_4)_6(OH)_2$	0.105mmol/L
磷酸氢钙	$CaH(PO_4) \cdot 2H_2O$	0.560mmol/L
磷酸三钙	$Ca_3(PO_4)_2$	0.165mmol/L
磷酸八钙	$Ca_8(HPO_4)_2(PO_4)_4 \cdot 5H_2O$	0.369mmol/L
氟磷灰石	$Ca_{10}(PO_4)_6F_2$	[F]=0.2ppm 时，0.013mmol/L [F]=0.02ppm 时，0.018mmol/L

降低其溶解性。

其次，磷灰石的溶解度高度依赖于环境 pH 值。在酸性条件下（较低 pH 值），晶体周围液中维持饱和度的离子浓度要高于 pH 值环境较高时。pH 值因此成为羟基磷灰石溶解和沉淀的驱动力。除了这种物理 - 化学机制，唾液中还存在其他的调节机制。例如沉淀时的"成核剂"：某矿物离子的过饱和溶液，必须有表面存在，才能够发生沉淀。菌斑细菌作为牙石形成时的成核剂，促进了菌斑的矿化。釉质与唾液或者菌斑接触，矿物质沉淀就可以发生于羟磷灰石晶体表面。

溶解和再沉淀过程可简单表示如下：

$$Ca_{10}(PO_4)_6OH_2 \underset{\text{中性}}{\overset{\text{酸性}}{\rightleftharpoons}} 10\,Ca^{2+} + 6\,PO_4^{3-} + OH^-$$

$$+\quad\quad +$$

$$H^+\quad\quad H^+$$

$$\updownarrow\quad\quad \updownarrow$$

$$HPO_4^{2-}\quad H_2O$$

唾液和 Stephan 曲线

唾液和菌斑液的矿物成分见表 8.2。这些数据显示，虽然唾液和菌斑液之间维持某种平衡，但是两者成分仍存在差异。目前推测可能原因是，由于毛细作用，菌斑"固体"成分与菌斑液之间的离子交换十分缓慢，因此与唾液之间并没有达到真正的平衡。这些液体中的钙离子和磷酸根，尤其是 pH 值决定了釉质溶解（导致龋齿）或矿物质沉积（牙石形成）的发生。图 8.6 显示了唾液与菌斑液的钙和磷酸根浓度水平与釉质和牙本质饱和曲线的关系。值得注意的是，不同唾液腺分泌以及不同分泌速率时的唾液，其饱和曲线都不同。例如，唾液分泌速率较高时，唾液对 HAP 和 FAP 的矿物饱和度更高。

图 8.6 阐明了龋齿和牙石的形成。在生理状态 pH 值，唾液和菌斑液对釉质羟磷灰石是过饱和的。此时若出现合适的核心物，HAP 将会析出沉淀。然而，在摄入含可酵解碳水化合物的食物或饮料后，菌斑产酸使得

表 8.2　人全刺激唾液和菌斑液中钙离子，磷酸根和氟离子浓度

唾液	浓度范围	
	mmol/L	ppm
钙	0.75 ~ 1.75	30 ~ 70
磷酸根	2.0 ~ 5.0	60 ~ 155
氟	0.0005 ~ 0.005	0.01 ~ 0.10
菌斑液	均值（标准差）	
	mmol/L	ppm
钙离子	0.85（0.52）	34（21）
磷酸根	11.5（3.3）	356（102）
氟	0.0049（0.0027）	0.09（0.05）

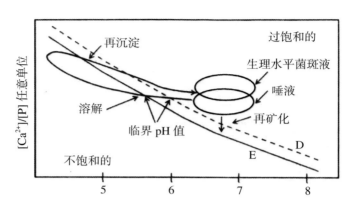

图 8.6   牙釉质（E）和牙本质（D）相对于唾液和菌斑液钙离子和磷酸根的溶解度等温线（示意图）。碳水化合物消耗后 pH 值改变以及相应口内液体饱和度也在图内标示

pH 值迅速下降然后回升，称之为 Stephan 曲线（图 6.1）。pH 值降低时，达到饱和态所需的离子浓度增加，当 pH 值约 5.6 时（临界 pH 值），牙体硬组织发生溶解以维持饱和溶液。pH 值越低，脱矿过程越快。释放的磷酸根和羟基将结合质子（H^+），以减缓或扭转 pH 值降低。进食同时唾液流量也增加；唾液缓冲能力的增加以及对菌斑内滞留糖和酸的清除，均有助于 Stephan 曲线中 pH 值的上升。

在 pH 值回复阶段，菌斑逐渐恢复饱和并达到 HAP 过饱和，超过临界 pH 值后矿物质发生再沉积。理想状态下，再沉积发生在脱矿过程中"受损"严重的部位。如上文所述，磷灰石的组成取决于沉淀时溶液中的成分，这里指菌斑液成分。假如存在氟化物，将会"共同沉淀"形成氟磷灰石。简而言之，pH 值的周期循环使得釉质外层化学成分不断被修饰，随时间推移，溶解度逐渐降低，称为釉质的萌出后成熟。

有些人认为，在一定程度上釉质脱矿是有益的，因为脱矿可除去釉质中较易溶解的碳酸盐成分，取而代之为含氟的成分，增加了釉质抵抗脱矿的能力。但这一观点存在争议。

龋齿和再矿化（remineralisation）

　　若碳水化合物摄入过于频繁，矿物质不能完全再沉积（Stephan 曲线回复阶段），就会导致釉质物质累积丧失，然后形成龋损，即为龋洞的"早期阶段"。龋损特点是表层下脱矿，主要由于表面溶解度低保持了外表完整性。表层仅在柱间区存在被"酸蚀"的孔隙[9]。这些孔隙使得酸可以进入深部组织，被溶解的离子可从组织深部溶出（图 8.7）。

　　即使病损已经形成，唾液仍能阻止病损扩大。改善口腔卫生状况或者采取其他预防措施（例如氟化物），可使唾液或者菌斑液的矿物质发生沉积，停止组织的继续丧失。实验室模型研究显示，早期釉质龋浸泡于唾液可发生再矿化作用。X 线片显示透射影像消失（图 8.8）。

　　临床上，饮用氟化水的纵向研究[10]以及各种牙膏的临床试验[11]证实了再矿化作用。荷兰 Tiel Culemborg 的研究人员发现，8 岁儿童第一

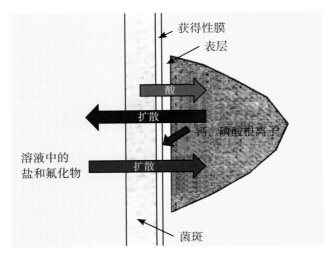

图 8.7　釉质 - 获得性膜 - 菌斑界面示意图，龋发生和逆转中的扩散、溶解和沉淀过程

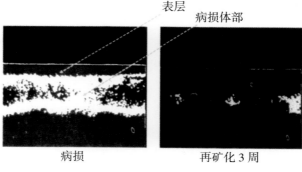

表层
病损体部

病损   再矿化 3 周

图 8.8　唾液浸泡 3 周前后的显微 X 线片，显示唾液介导的再矿化使病损消失

磨牙颊面病损，50% 在 7 年后消失。

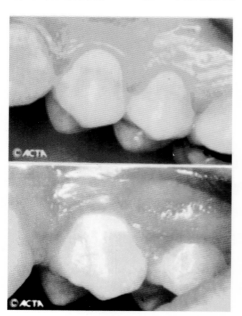

图 8.9　（上图）活动性龋和（下图）静止性龋。（ten Cate 教授的原始资料）

其中一个原因是牙齿的后续萌出使病损远离龋风险部位，并与唾液直接接触发生再矿化。进一步分析数据时发现，可以观察到不同阶段的龋损。一些釉质表面呈现白垩色和光泽暗淡，另外一些则表现为淡黄色光亮表面。第一种类型为活动性龋损（常见于没有氟化水的地区）。表面暗淡是近期暴露于酸的结果（没有光的折射），在涂布封闭剂或复合树脂前酸蚀釉质时也可观察到。"静止"龋损的光亮表面（常见于氟化水地区）是唾液中的矿物质和有机成分沉积于龋坏釉质孔隙的结果（图 8.9）。随着时间推移，这些龋损除非彻底再矿化，否则会因饮食而染色最终发展为"棕色斑点"。

酸蚀症（erosion）

菌斑产酸是龋齿发生的原因。最近，另一类存在于食物和饮料中的酸对牙齿的直接酸蚀破坏作用，引起了人们的关注[12]。大量综述报道，大约30% 青少年口内有酸蚀症表现，而且在年幼人群中也非常多见。酸蚀症患牙的牙体组织丧失并不表现为表面下脱矿，而是釉质或牙本质逐层丧失。造成这种情况的 pH 值显著低于菌斑 pH 值。pH 值为 2～3 的饮料并不少见。除了外源性酸，胃液（pH 值略高于 1）也可导致酸蚀症。这可见于饮食紊乱而频繁呕吐或患胃食管反流症的患者。酸蚀症与龋齿不仅病损显微结构不同，口内病损分布也不同。酸蚀症发生部位能够清楚显示酸和保护因素的作用部位。部分酸蚀症患者最常累及下颌磨牙的舌侧，这说明浆液性唾液和唾液薄膜可保护牙齿，抵抗酸蚀症[13]。有关唾液保护作用与酸蚀症易感性的研究发现，缓冲能力低的个体更容易患酸蚀症。唾液流速与酸蚀症的关系尚未明确。实验室研究还显示，唾液中的黏蛋白和获得性膜，能降低组织丧失的速率[14]。因为牙齿酸蚀症是由于低 pH 值液体引起的，维持 HAP 或者 FAP 的饱和状态需要大量的离子，所以很容易解释为什么氟化物和磷酸钙添加物对酸蚀症没有预防效果。最近研究发现，同时提高饮料的 pH 值和离子浓度，可降低酸蚀症风险[15]。当然对于胃液，这样的预防措施是不可能的。

牙石

菌斑液是多种磷酸钙盐（表 8.1）的过饱和溶液。菌斑中的矿化抑制因子可防止这些矿物质形成沉淀，当这些抑制因子被酶解或存在沉淀成核剂时，矿物盐将发生沉淀。研究证明，死菌或"濒死"细菌（或者细菌细胞壁成分）都可作为沉淀内核。与釉质 HAP 磷酸钙盐不同的是，牙石中可以形成 4 种磷酸钙盐，矿物盐的分布与沉淀时间相关[16]。

唾液是口内钙离子和磷酸根的主要来源，因此唾液腺导管口对应牙面形成的牙石最多。腮腺分泌唾液可致上颌磨牙颊面形成牙石，而下颌下腺分泌导致下前牙舌面牙石沉积（参见第 5 章）。除了牙石存在部位不同，龈上牙石和龈下牙石也不同。虽然都是牙菌斑矿化的结果，但对于龈下牙石，龈沟液和感染牙周组织渗出液替代唾液提供矿物成分。龈下牙石由龈下菌斑发展而来，但与龈上牙石形成无相关性。化学分析显示，龈下牙石的矿物质密度更高，因此更难被刮除。牙石形成的速率在个体间变异较大。通常，龈下牙石最先在下前牙舌侧形成。

菌斑液和唾液饱和状态与龋齿的个体变异

口内不同位点以及不同个体之间的口内液体组成不同[17]。与菌斑产酸后的剧烈变化相比，虽然饱和度差异很小，研究者仍努力试图阐明个体龋患程度与钙离子和磷酸根浓度或与唾液和菌斑静止 pH 值之间的关系。在过去的 20 年里，科学技术已经能够分析微量液体（纳升），因此菌斑液成为研究焦点。人们观测到龋易感个体与无龋个体菌斑液饱和度（磷灰石）不同，无龋个体菌斑液 pH 值高 0.3[18]。显然，尽管饱和状态差异非常微小，但是有可能因再矿化潜力不同而具有临床意义。龋齿风险因子的研究结果也提示唾液中关于氟磷灰石的过饱和与龋齿发展具有较高的相关性。口内液体氟离子水平可作为重要的预测工具，但这一点仍存在争议。

通过调控唾液预防龋齿和防止牙石形成

龋齿和牙石都由牙菌斑引起，因此最直接有效的预防措施是彻底机械清除菌斑（例如刷牙和牙线）和抗微生物治疗，但是这两种方法并不完全有效。患者很难自我彻底清除菌斑[19]。同样，目前的抗微生物治疗也不太成功。因此，预防措施主要着重于改变龋齿和牙石形成的物理化学机制，换而言之，即使存在致病细菌，预防措施仍起作用。唾液在龋齿预防机制中有重要作用，能够缓冲酸，并清除口内含可酵解碳水化合物或酸的食物或饮料（参见第 5 章）。唾液还能影响细菌的生长和代谢（参见第 7 章）。

龋齿

正如许多病因学和临床研究显示，局部用氟、氟化水、含氟牙膏、氟涂漆、含氟漱口水或者氟片，能显著抑制龋齿的发生和进展。氟化物对牙齿平滑面和邻面的保护作用最大。使用任何一种氟化物，都可使氟化物沉积滞留于牙齿的多孔区域（例如龋损区）或软组织。当氟化物浓度足够高时，还能以球状氟化钙形式沉积于牙齿表面[20]。虽然纯氟化钙在水中溶解性较高，在口内却十分稳定。氟化钙与唾液中磷酸盐及蛋白质反应可以形成保护性外层，可能是由于这种球状颗粒具有缓慢释氟的作用。

唾液可将氟离子从口内氟库运输到龋危险区。含氟牙膏临床研究显示，氟库使菌斑和唾液氟浓度升高作用可持续 1 天[21]。停止使用含氟牙膏后约 2 周，菌斑和唾液中的氟才恢复至基准水平。目前关于牙膏使用，主要考虑的是刷牙后采用何种措施来保证口内氟维持较长时间，而不是考虑刷牙方法和频率。一种建议是漱口时减少水量，或者使用牙膏（自来水稀释）漱口[22]。菌斑或唾液中较低的氟浓度也能够有效预防龋齿，因为氟可加快矿物质沉淀速率，从而抑制釉质脱矿，加强再矿化。另外，再矿化形成氟磷灰石沉淀，更不易被酸脱矿。在成功应用氟化物的基础上，人们开始研究增加唾液中其他磷灰石"常见"离子的浓度，比如钙、磷酸根或者 pH 值。磷酸盐作为食物添加剂虽然对减少小鼠龋坏十分有效，但并未发现对人类有益，可能是因为人类大唾液腺分泌的磷酸盐浓度已经足够高于血浆浓度，而小鼠唾液中磷酸盐相对不足。

目前许多牙膏加入了有额外防御作用的钙。同样，口香糖和部分牙膏也添加了木糖醇（参见第 6 章）。木糖醇能增加唾液流量，本身有抗菌性能。近年大量随机临床试验证实了木糖醇和山梨醇的作用，尤其是在口香糖中的作用。含木糖醇口香糖降低 DMFS 的作用提高 30% ～ 70%，山梨醇口香糖为 10% ～ 60%[23,24]。

根面龋

由于牙齿寿命延长，对根面龋的关注逐渐增加[25]。随着患者年龄增加，由于治疗、疾病或牙周手术等原因，根面常暴露于口腔环境中。根面易受酸的侵蚀而使胶原蛋白水解。使用氟化物可以防止根面龋。根面病损形成后，首先改善局部口腔卫生并局部用氟。这可引发唾液介导的牙本质硬化，然后再根据需要进行充填治疗。

牙石

目前牙膏中已添加干扰牙石形成的有效成分。晶体生长抑制剂（例如焦磷酸盐、柠檬酸锌）可有效减慢龈上牙石形成速率，即使形成了牙石，也更容易去除。

刺激唾液分泌

刺激性唾液含有更高浓度的碳酸氢盐缓冲对，与非刺激性唾液相比，对羟磷灰石更加过饱和。摄糖后，如果延长刺激唾液分泌（咀嚼无糖口香糖），可有两大益处：增加的碳酸氢盐可抑制菌斑 pH 值下降，减少羟磷灰石溶解的可能性；对羟磷灰石饱和度的升高可使受损晶体再矿化的可能性增大（参见第 6 章）。这种作用已得到体内试验以及临床试验的证明。

小结

综上所述，唾液成分以不同的方式与牙齿相互作用，预防龋齿及大量牙石形成。此外，唾液是转运保护成分的有效途径。患者如果缺乏有效的唾液缓冲，将罹患许多口腔疾病，龋齿只是其中一种。为了减轻症状，建议使用唾液刺激剂和口腔润滑剂。目前的润滑剂主要考虑了流变性能和润湿性，对化学成分（缓冲能力、钙盐、磷酸盐、氟）考虑不足。因此建议这些产品进一步改良配方以模拟天然唾液，具有防龋功能。

临床提示

1．停止和修复早期龋是天然的非常重要的龋齿预防措施，能够通过干预进一步加强。

2．唾液中的钙和磷酸根浓度处于羟磷灰石过饱和范围。因此唾液能减少矿物质的溶解，促进早期龋矿物质沉积（再矿化晶体）。唾液腺功能低下时，唾液的保护功能丧失。刺激唾液分泌可以增加其再矿化能力。

3．氟化物以液相存在于釉质晶体间隙时，可在酸侵蚀时抑制脱矿。

4．氟协助钙和磷酸盐（主要来源于唾液），能够增强早期龋再矿化，使部分溶解的晶体表面再生，形成氟磷灰石样表面，抗酸性更强。因此维持唾液中氟浓度有助于控制龋齿。

5．从临床角度来看，持续维持口内氟化物较高浓度是非常有效的防龋手段。

6．增加口内氟浓度（氟化水、含氟牙膏、含氟漱口水或者专业局部用氟）是非常有效的龋齿预防措施，即使对唾液流量严重减少的患者也如此。对于这些患者，应用氟化物是必不可少的。

7．假如唾液和菌斑内没有钙化抑制因子存在，由于唾液对矿物的过饱和状态，牙石会更容易形成。

8．牙齿直接与强酸接触（来自食物或胃道）将导致酸蚀症。唾液薄膜或者唾液黏蛋白有一定的抑制作用。

（王晓燕　译）

参考文献

1. Vissink A, Burlage FR, Spijkervet FK, Jansma J, Coppes RP. Prevention and treatment of the consequences of head and neck radiotherapy. Crit Rev Oral Biol Med 2003; 14: 213-225.

2. Hannig M. Ultrastructural investigation of pellicle morphogenesis at two different intraoral sites during a 24-h period. Clin Orallnvestig 1999; 3: 88-95.

3. Siqueira WL, Zhang W, Helmerhorst E J, Gygi SP, Oppenheim FG. Identification of protein components in in vivo human acquired enamel pellicle using LC-ESI-MS/MS. J Proteome Res 2007; 6: 2152-2160.

4. Hannig M, Balz M. Influence of in vivo formed salivary pellicle on enamel erosion. Canes Res 1999; 33: 372-379.

5. ten Gate JM. Biofilms, a new approach to the microbiology of dental plaque. Odontology 2006; 94: 1-9.

6. Zaura E, Keijser B J, Huse SM, Crielaard W. Defining the healthy "core microbiome" of oral microbial communities. BMC Microbiol 2009; 9: 259.

7. Posner AS, Beebe RA. The surface chemistry of bone mineral and related calcium phosphates. Semin Arthritis Rheum 1975; 4: 267-291.

8. Carey C, Gregory T, Rupp W, Tatevossian A, Vogel GL. In Leach S (Ed.) Factors relating to demineralisation and remineralisation of the teeth. IRL Press, 1986, pp. 163-174.

9. Arends J, Christoffersen J, Christoffersen MR, Ogaard B, Dijkman AG, Jongebloed WL. Rate and mechanism of enamel demineralization in situ. Caries Res 1992; 26: 18-21.

10. Groeneveld A. Longitudinal study of prevalence of enamel lesions in a

fluoridated and non- fluoridated area. Community Dent Oral Epidemiol 1985；13：159-163.

11. Biesbrock AR, Failer RV, Bartizek RD, Court LK, McClanahan SR Reversal of incipient and radiographic caries through the use of sodium and stannous fluoride dentifrices in a clinical trial. J Clin Dent 1998；9：5-10.

12. ten Gate JM, Imfeld T. Dental erosion, summary. Eur J Oral Sci 1996；104：241-244.

13. Young WG, Khan F. Sites of dental erosion are saliva-dependent. J Oral Rehabil 2002；29：35-43.

14. Meurman JH, Frank RM. Scanning electron microscopic study of the effect of salivary pellicle on enamel erosion. Caries Res 1991；25：1-6.

15. West NX, Hughes JA, Parker DM, Moohan M, Addy M. Development of row erosive carbonated fruit drinks 2. Evaluation of an experimental carbonated blackcurrant drink compared to a conventional carbonated drink. J Dent 2003；31：361 365.

16. White DJ. Recent advances in methods for the assessment of dental calculus-research and clinical implications. Monogr Oral Sci 2000；17：163-173.

17. Tenovuo d. Salivary parameters of relevance for assessing caries activity in individuals and populations. Community Dent Oral Epidemiol 1997；25：82-86.

18. Margolis HC, Duckworth JH, Moreno EC. Composition and buffer capacity of pooled starved plaque fluid from caries-free and caries-susceptible individuals. J Dent Res 1988；67：1476-1482.

19. Bellini HT, Arneberg P, vonder Fehr FR. Oral hygiene and caries. A review. Acta Odontol Seand 1981；39：257-265

20. Petzold M. The influence of different fluoride compounds and treatment

conditions on dental enamel: a descriptive in vitro study of the CaF2 precipitation and microstructure. Caries Res 2001; 35（Suppl. 1）: 45-51.

21. Duckworth RM, Morgan SN. Oral fluoride retention after use of fluoride dentifrices. Caries Res 1991; 25: 123-129.

22. Sjogren K, Birkhed D, Rangmar S, Reinhold AC. Fluoride in the interdental area after two different post-brushing water rinsing procedures. Caries Res 1996; 30: 194-199.

23. Mickenautsch S, Leal SC, Yengopal V, Bezerra AC, Cruvinel V. Sugar-free chewing gum and dental caries: a systematic review. J Appl Oral Sci 2007; 15: 83-88.

24. Deshpande A, Jadad AR. The impact of polyol-containing chewing gums on dental caries: a systematic review of original randomized controlled trials and observational studies. J Am Dent Assoc 2008; 139: 1602-1614.

25. Anusavice KJ. Dental caries: risk assessment and treatment solutions for an elderly population. Compend Contin Educ Dent 2002; 23: 12-20.

延伸阅读

1. Mandel ID. Calculus formation and prevention: An overview. Compend Contin Educ Dent Suppl 1987; 8: 235-241.

2. Nauntofte B, Tenovuo JO, LagerlÖf F. Secretion and composition of saliva. In: Fejerskov O, Kiss E, Eds. Dental Caries The Disease and its Clinical Management. Oxford: Blackwell Munksgaard, 2003, pp. 7-28.

3. ten Cate JM. The effect of fluoride on enamel de and remineralisation in vitro and in vivo. In Guggenheim B.（ed.）Cariology Today International Congress, Zurich, 1983, Basel: S Karger, 1984, pp. 231-236.

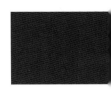

索引